DIETA VEGANA

Ricette Vegane Ricche Di Proteine

(25+ Ricette Dietetiche Vegane Con Ricette Vegane Per La Colazione)

Kofi Wolf

Traduzione di Daniel Heath

© **Kofi Wolf**

Todos os direitos reservados

Dieta Vegana: Ricette Vegane Ricche Di Proteine (25+ Ricette Dietetiche Vegane Con Ricette Vegane Per La Colazione)

ISBN 978-1-989837-10-8

TERMINI E CONDIZIONI

Nessuna parte di questo libro può essere trasmessa o riprodotta in alcuna forma, inclusa la forma elettronica, la stampa, le fotocopie, la scansione, la registrazione o meccanicamente senza il previo consenso scritto dell'autore. Tutte le informazioni, le idee e le linee guida sono solo a scopo educativo. Anche se l'autore ha cercato di garantire la massima accuratezza dei contenuti, tutti i lettori sono avvisati di seguire le istruzioni a proprio rischio. L'autore di questo libro non potrà essere ritenuto responsabile di eventuali danni accidentali, personali o commerciali causati da un'errata rappresentazione delle informazioni. I lettori sono incoraggiati a cercare l'aiuto di un professionista, quando necessario.

INDICE

Parte 1 1

Capitolo 1 - Colazioni Vegane 2

BENEFICI DI UNA DIETA VEGANA 3
INGREDIENTI COMUNI NELLE COLAZIONI VEGANE 5

Capitolo 2 - Succhi E Frullati 7

FRULLATO VERDE 7
FRULLATO AL CIOCCOLATO PECCAMINOSO 8
FRULLATO DELLA FESTA 10
SUCCO DELL'ALBA 12
FRULLATO AL LIME 13
FRULLATO ALLA BANANA 14
FRULLATO ALLA TORTA DI MELE 16
FRULLATO ALLA FRAGOLA 17
FRULLATO DI MENTA AL CIOCCOLATO 19
FRULLATO AI MIRTILLI 21

Capitolo 3 - Dolci 23

PANCAKE ALLA FRAGOLA 23
MUFFIN AI MIRTILLI 26
PANCAKE AL BURRO D'ARACHIDI 28
PANCAKE DI PATATE 31
TORTA DI CAROTE 33
MUFFIN ALLE MELE 35
PANCAKE DI FARINA DI MAIS 37
PANE ALLA ZUCCA 39
BISCOTTI DI FRUMENTO 41
MUFFIN ALLA CRUSCA 43

Capitolo 4 – Oatmeal E Porridge 46

OATMEAL ALLA CARRUBA E BANANA.. 46
OATMEAL ALLA TORTA DI ZUCCA 48
PORRIDGE DI GRANO SARACENO.. 49
IRISH OATMEAL... 51
OATMEAL DI PATATE DOLCI IN CASSERUOLA 53
GRANOLA FACILE... 56
OATMEAL ALLE MELE 58

Capitolo 5 - Conclusione 61

Parte 2 62

Introduzione 63

PANE CARAMELLATO E BUDINO AL BURRO MARRONE 65
BUDINO AL RISO AL CARAMELLO E NOCI...................................... 69
MELA SCOMPOSTA 72
MARMELLATA COTTA ROLYPOLY 75
GNOCCHI ALLO SCIROPPO 77
BUDINO DI ANANAS TROPICALE E CREMA DI COCCO 82

Dolci Al Cioccolato Indulgenti... 85

CROSTATA AL CIOCCOLATO E LAMPONI 85
TORTINO AL CIOCCOLATO CON SALSA DI CIOCCOLATO 89
TORTA AL CIOCCOLATO IN POZZANGHERA.................................... 91
BUDINO AL CIOCCOLATO CALDO 94
BROWNIE AL CIOCCOLATO 96
LA MIGLIORE MOUSSE AL CIOCCOLATO.. 99
PANE ALLA BANANA E CIOCCOLATO 101

Nel Mood Per Le Torte 103

TORTINO AL MIRTILLO E LIMONE 103

Panetti Alla Ciliegia E Crema	106
Torta Spumosa Alla Crema E Fragole	109
Torta Al Limone E Mandorle	112
Barrette Alla Mela E Al Mou	116
Brownies Di Ceci E Mandorle	119
Desserts Da Frigo	122
Gelato Alla Crema	122
Riso Freddo Al Cocco E Cioccolato	125
Gelato Alla Crema Tropicale	128
Torta Fredda Al Biscotto	130
Latte Freddo Al Cocco	133
Gelato Al Rum E Uvetta	136
Fette Fredde All'amaretto	138
Pannacotta Allo Zenzero E Limone	141
Gelato Alla Crema Tropicale	145
Un Etonmess Confuso	149
Conclusione	152

Parte 1

Capitolo 1 - Colazioni vegane

Stai impazzendo alla ricerca di idee per una colazione vegana che non siano difficili da realizzare e non ti costino una fortuna in ingredienti difficili da trovare? Sei un neofita dello stile di vita vegano e non sai come iniziare a seguire una dieta vegana nelle tue colazioni? O stai solo cercando nuove idee per un pasto che dia un pizzico di verve alla tua vita? Se ti ritrovi in una di queste descrizioni, o se sei soltanto interessato a preparare dei pasti vegani di tanto in tanto, devi assolutamente dare un'occhiata a questo libro!

In questo libro, troverai trenta ricette per la colazione facili, deliziose e convenienti che si adattano perfettamente a una dieta vegana. Nessuno degli ingredienti è difficile da trovare; dovrebbero essere tutti disponibili nella maggior parte dei supermercati. Quando è possibile, è preferibile utilizzare ingredienti freschi in modo da ottenere il massimo apporto nutrizionale dai tuoi pasti. E molte di queste ricette sono anche prive di glutine!

Una vita eccitante piena di gustose colazioni vegane ti aspetta. Cominciamo!

Benefici di una dieta vegana

Sicuramente, se hai a cuore il problema della crudeltà sugli animali, il veganismo è probabilmente l'opzione migliore per te per quanto riguarda ciò che mangi. Ma non tutti scelgono di diventare vegani solo per questa ragione, e alcuni non la considerano affatto. Ci sono tanti altri grandi vantaggi nel mangiare vegano!

Ad esempio, una dieta basata su frutta e verdura è naturalmente molto più sana di quella che si concentra in gran parte su carni o altri alimenti. Frutta e verdura sono piene di vitamine, antiossidanti e altri nutrienti di cui il tuo corpo ha bisogno per funzionare correttamente. In una dieta vegana assumerai un sacco di fibre e manterrai il livello di zucchero nel sangue stabile e i livelli di colesterolo bassi.

La dieta vegana evita anche molti cibi grassi. Se tagli i grassi dalla dieta ma aumenti le proteine e le fibre (come quelle che si trovano in molte verdure), inizierai a perdere peso in men che non si dica. Sarai sorpreso di vedere quanto peso puoi perdere seguendo una dieta vegana sana ed equilibrata!

Molte persone sono intolleranti al lattosio, e anche chi non lo è può avere reazioni negative bevendo troppo latte o consumando troppo spesso i latticini. Se elimini i latticini dalla tua dieta, rimuovi completamente questo problema. Il lattosio può essere difficile da digerire per chiunque e ci sono molte verdure sane in grado di fornire tutto il calcio di cui hai bisogno nella tua dieta quotidiana.

Una dieta a base vegetale fornisce anche molta più energia rispetto a una dieta che si concentra su altri alimenti. Quando si hanno troppi grassi nel sangue, come quelli che derivano dalle carni, i muscoli non sono in grado di ricevere l'ossigeno di cui hanno bisogno per mantenerti in movimento ed energico tutto il giorno. La dieta vegana non prevede né questo tipo di grassi, né molti grassi in generale, e quindi ti fornirà tutta l'energia di cui hai bisogno!

Come puoi vedere, ci sono un sacco di motivi per provare una dieta vegana. Se già non mangi vegano, fai il grande passo!

Ingredienti comuni nelle colazioni vegane

Se hai questi ingredienti a portata di mano in ogni momento, puoi organizzare deliziose colazioni vegane senza dover andare apposta al supermercato!

Olio d'oliva

Sale e pepe

Cannella

Stevia (dolcificante naturale)

Salsa di mela non zuccherata

Farina di grano

Farina 0

Margarina senza lattosio

Latte senza lattosio (soia, mandorla, ecc.)

Burro di noci

Banane congelate

Semi di chia

Estratto di vaniglia

Verdure fresche a piacere da spremere o cuocere al forno

Frutta fresca a piacere da spremere o cuocere al forno

Capitolo 2 - Succhi e frullati

A volte, il modo migliore per iniziare la giornata al meglio è far letteralmente scorrere i tuoi succhi! Prova queste ricette per frullati e succhi vegani sani quando hai bisogno di una colazione da bere.

Frullato verde

Fai il pieno mattutino di calcio ed energia con una porzione di questo frullato verde brillante.

Porzioni: 1

Ingredienti

1 banana congelata

240 gr di latte di mandorle

2 manciate di spinaci

15 gr di burro di noci

15 gr di semi di chia
2/3 cubetti di ghiaccio

Preparazione

Mettere il latte nel frullatore.

Aggiungere i semi di chia e il burro di noci e frullare ad alta velocità fino a ottenere un composto omogeneo.

Aggiungere gli spinaci e la banana e frullare nuovamente fino a ottenere un composto omogeneo.

Aggiungere i cubetti di ghiaccio e frullare.

Servire.

Frullato al cioccolato peccaminoso

Avrai la sensazione di infrangere un sacco di regole quando berrai questo frullato, ma in realtà ti godrai un sano cibo vegano!

Porzioni: 1

Ingredienti

30 gr di fiocchi d'avena
240 gr di latte di mandorle
1 banana congelata
5 gr di vaniglia
5 gr di cannella
15 gr di polvere di carruba
15 gr di scaglie di cioccolato
15 gr di burro di anacardi
2-3 cubetti di ghiaccio

Preparazione

Mettere i fiocchi d'avena a bagno nel latte di mandorle in una ciotolina per almeno 1 ora o per tutta la notte.

Versare la miscela nel frullatore.

Aggiungere banana, vaniglia, cannella, polvere di carruba, cubetti di ghiaccio e burro di anacardi.

Frullare ad alta velocità fino a ottenere un composto omogeneo.

Aggiungere le scaglie di cioccolato e premere il tasto Pulse rapidamente fino a ridurle in pezzi.

Servire.

Frullato della festa

Sapori della festa come panpepato e zucca speziata si fondono perfettamente in questo frullato.

Porzioni: 1

Ingredienti

20 gr di fiocchi d'avena
240 gr di latte di mandorle
15 gr di semi di chia
15 gr di melassa nera
125 gr di purea di zucca
1 banana congelata
2,5 gr di zenzero
5 gr di cannella
un pizzico di noce moscata
4 cubetti di ghiaccio

Preparazione

In una ciotolapiccola, immergere avena e semi di chia nel latte di mandorle per almeno 1 ora o per tutta la notte.

Mettere la miscela nel frullatore e aggiungere la zucca, la banana, la melassa, la cannella, la noce moscata, lo zenzero e il ghiaccio.

Frullare ad alta velocità fino a ottenere un composto omogeneo.

Servire.

Succo dell'alba

Soddisfa la tua voglia di succhi salutari con questa ricetta dal gusto e dall'aspetto d'arancia!

Porzioni: 1

Ingredienti

4 carote medie

1 pompelmo sbucciato

un pezzo di zenzero fresco sbucciato (poco più di un centimetro)

1,25 gr di proteine in polvere

Preparazione

Mettere il pompelmo nel frullatore con le carote e lo zenzero.

Frullare ad alta velocità fino a ottenere un composto omogeneo.

Aggiungere mescolando le proteine in polvere.

Servire.

Frullato al lime

Questa bevanda liscia e saporita darà una carica in più alla tua mattina!

Porzioni: 1

Ingredienti

30 gr di succo di lime

1 banana congelata

5 gr di scorza di lime

240 gr di latte di mandorle

2 gocce di Stevia liquida

1,25 gr di estratto di vaniglia

15 gr di burro di girasole

4 cubetti di ghiaccio

500 gr di spinacini

Preparazione

Mettere tutti gli ingredienti nel frullatore.

Frullare ad alta velocità o premere il tasto Pulse fino a ottenere la consistenza desiderata.

Servire o lasciar raffreddare fino al momento di gustarlo.

Frullato alla banana

Non farti ingannare: questo frullato contiene molto più che semplici banane. È pieno di super-alimenti che aiutano sia la mente che il corpo!

Porzioni: 1

Ingredienti

1 banana congelata

240 gr d'acqua

15 gr di noci sgusciate

80 gr di quinoa cotta

1 dattero medjool snocciolato

10 gr di olio di lino

3,75 gr di cannella in polvere

2,5 gr di estratto di vaniglia

un pizzico di pimento

Preparazione

Mettere la banana nel frullatore e premere il tasto Pulse un paio di volte.

Aggiungere gli altri ingredienti e frullare fino a ottenere un composto omogeneo.

Servire guarnito con altre noci o dopo aver fatto raffreddare.

Frullato alla torta di mele

A colazione, regalati una bevanda che sa di dessert!

Porzioni: 1

Ingredienti

125 gr di succo di mela
125 gr di acqua
5 gr di estratto di vaniglia
2,5 gr di cannella in polvere
15 gr di noci
un pizzico di noce moscata

500 gr di spinaci

1/2 cetriolo

1/4 di avocado tritato e congelato

1 mela tritata e congelata

4 cubetti di ghiaccio

Preprazione

Mettere tutti gli ingredienti nel frullatore.

Frullare ad alta velocità fino a ottenere un composto omogeneo.

Servire immediatamente o dopo aver fatto raffreddare.

Frullato alla fragola

I sapori di questa bevanda ti ridaranno la carica in una mattina triste!

Porzioni: 1

Ingredienti

240 gr di latte di mandorle
250 gr di fragole
15 gr di semi di chia
45 gr di fiocchi di avena
5 gr di aceto di mele
15 gr di anacardi
5 gr di succo di limone
2,5 gr di vanillina
un pizzico di Stevia

Preparazione

In un barattolo di vetro o in un altro contenitore con coperchio, unire il latte di mandorle con gli altri ingredienti e agitare più volte.

Conservare in frigorifero per tutta la notte, o per almeno per 4 ore.

Mettere tutti gli ingredienti in un frullatore.

Frullare ad alta velocità fino a ottenere un composto omogeneo.

Servire, eventualmente guarnito con altre fragole.

Frullato di menta al cioccolato

Se preferisci i frullati densi e ricchi, questa è la ricetta che fa per te!

Porzioni: 1

Ingredienti

1 bustina di tè alla menta
125 gr di acqua bollente
500 gr di spinaci
120 gr di latte di mandorle

1 banana congelata

6 cubetti di ghiaccio

30 gr di semi di canapa

45 gr di scaglie di cioccolato fondente senza lattosio

Preparazione

Mettere la bustina di tè in acqua bollente e far macerare per almeno 30 minuti. In alternativa, si può lasciare per tutta la notte. Alla fine, il tè deve essere a temperatura ambiente e molto forte.

Mettere il tè nel frullatore e aggiungere mescolando il latte di mandorle, gli spinaci, la banana, i semi di canapa e i cubetti di ghiaccio.

Frullare ad alta velocità fino a ottenere un composto omogeneo.

Aggiungere metà delle scaglie di cioccolato e premere il tasto Pulse fino a ridurle in pezzi.

Servire con le scaglie di cioccolato rimanenti.

Frullato ai mirtilli

Inizia la tua giornata con una salutare dose di antiossidanti e vitamine contenuti in questo frullato!

Porzioni: 1

Ingredienti

125 gr di mirtilli
325 gr di latte di mandorla
15 gr di proteine in polvere alla vaniglia
5 gr di estratto di vaniglia
15 gr di semi di chia

30 gr di fiocchi d'avena

Preparazione

La sera prima mettere il latte di mandorle in un contenitore (un barattolo in vetro andrà benissimo) con le proteine in polvere, l'estratto di vaniglia, i semi di chia e i fiocchi d'avena.

Mescolare bene e conservare in frigorifero.

Al mattino, versare il composto nel frullatore e aggiungere i mirtilli.

Frullare ad alta velocità fino a ottenere un composto omogeneo.

Servire.

Capitolo 3 - Dolci

È facile preparare i dolci in modo vegano, senza uova o latticini. Tutto ciò di cui hai bisogno sono alcune semplici ricette e potrai gustare queste prelibatezze in pochissimo tempo!

Pancake alla fragola

Servi una pila di questi incredibili pancakes conditi con una salsa cremosa senza lattosio per le pigre colazioni del fine settimana.

Porzioni: 4

Ingredienti

125 gr di noce di cocco grattugiata non zuccherata

150 gr di farina di grano integrale

1,5 gr di bicarbonato di sodio

5 gr di lievito in polvere

1,5 gr di pimento

1,5 gr di noce moscata

1,5 gr di cannella

un pizzico di sale

2,5 gr di estratto di vaniglia

180 gr di latte di cocco

180 gr di acqua tiepida

15 gr di sciroppo d'acero

24 fragole

1 banana congelata

Preparazione

In una ciotolagrande, sbattere insieme il cocco, la farina, il lievito, il bicarbonato, il sale e le spezie.

In una ciotolapiccola, mescolare l'acqua, il latte di cocco, la vaniglia e lo sciroppo d'acero.

Unire la miscela umidaa quella secca e mescolare fino a ottenere un composto omogeneo.

Scaldare la padella a fuoco medio, quindi cuocere 1/4 di pastella per pancakefino a quando cominciano a comparire delle bollicine sulla superficie; capovolgere e cuocere l'altro lato finché nondiventa dorato.

Tagliare 20 fragole.

Mettere le altre 3 fragole in un frullatore con la banana congelata e mescolare ad alta velocità fino a ottenere un composto omogeneo.

Servire i pancake conditi con le fragole a fette e la pureadi fragole e banana.

Muffin ai mirtilli

Questi gustosi muffin di grano ai mirtilli sono buoni per il tuo corpo come lo sono per le tue papille gustative!

Porzioni: 6

Ingredienti

15 gr di aceto di mele
240 gr di latte di mandorle
80 gr di semi di lino macinati
7,5 gr di bicarbonato di sodio
210 gr di farina integrale per dolci
un pizzico di sale
5 gr di cannella in polvere
175 gr di sciroppo d'acero
50 gr di olio d'oliva
5 gr di estratto di vaniglia
50 grdi mirtilli freschi
2,5 gr di estratto di mandorle

Preparazione

Preriscaldare il forno a 190°; imburrare uno stampo per muffin o ricoprirlo con carta forno.

In una ciotolapiccola, unire l'aceto di melee il latte di mandorle.

In una ciotola grande a parte, mescolare la farina con il lino, il bicarbonato, la cannella e il sale.

In un'altra ciotolapiccola, mescolare lo sciroppo con l'olio e gli estratti.

Versare le miscele umide nella miscela secca e mescolare fino a quando si amalgamano.

Aggiungere i mirtilli mescolando delicatamente, quindi riempire con un cucchiaio gli stampi da muffin fino all'orlo.

Cuocere per 20 minuti, quindi lasciare raffreddare per 15 minuti.

Servire.

Pancake al burro d'arachidi

Questi pancake sono perfettamente vegani e incredibilmente soffici. Provali subito!

Porzioni: 3

Ingredienti

25 gr di *brown sugar*[1]

---

[1] Per preparare il *brown sugar* (zucchero bianco con una dose di melassa) si

150 grdi farina di grano integrale

2,5 gr di sale

10 gr di lievito in polvere

8 gr di sostituto dell'uovo

320 gr di latte di mandorla

30 gr di salsa di mele non zuccherata

30 gr di burro d'arachidi

15 gr di sciroppo d'acero

15 gr di olio di cocco

Preparazione

In una ciotolagrande, unire la farina di frumento con lo zucchero, il lievito e il sale.

In un'altra ciotola, sbattere il sostituto dell'uovo.

---

aggiungono a 100 g di zucchero 10 g di melassa: mescolando bene con una forchetta o una frusta, si ottengono 110 g di *brown sugar*.

Versare il latte negli ingredienti secchi, quindi aggiungere il sostituto dell'uovo e mescolare.

Preriscaldare una padella a fuoco medio-alto.

Nel frattempo, in una ciotolapiccola, unire la salsa di mele e il burro di arachidi, quindi versare il composto in un sacchetto di plastica e tagliare l'estremità per farlo fuoriuscire con facilità.

Versare la pastella sulla padella e spremere un ricciolo di miscela di burro di arachidi sulla pastella.

Cuocere fino a quando cominciano a comparire delle bollicine sulla superficie, quindi capovolgere e cuocere fino a che sarà dorato su entrambi i lati.

In una ciotolapiccola, unire lo sciroppo d'acero con l'olio di cocco.

Versare la miscela sulle frittelle.

Servire.

Pancake di patate

Con questa ricetta ti sembrerà di mangiare il cibo fatto in casa della tua infanzia!

Porzioni: 5

Ingredienti

10 patate russet sbucciate e grattugiate
1 cipolla tagliata a dadini
1 carota pelata e grattugiata
5 spicchi d'aglio
15 gr di aneto fresco tritato
15 gr di prezzemolo tritato

50 gr di olio d'oliva
30 gr di succo di limone
500 gr di pane secco grattugiato
15 gr di farina 0
olio d'oliva - q.b.

Preparazione

In una ciotolagrande, unire carota, patate, cipolla, prezzemolo, aglio e aneto.

Versarvi il succo di limone, 50 gr di olio d'oliva, pane grattugiato e farina.

Impastare fino a ottenere un composto omogeneo.

Riscaldare più olio d'oliva del necessario a fuoco medio in una padella grande.

Lasciar cadere cucchiaiate di pastella di patate nell'olio caldo e schiacciare;

cuocere 4 minuti per lato o fino a doratura.

Servire.

Torta di carote

Torta di carote per colazione? Ci puoi scommettere! Questodolceè perfetto per accompagnare il tuo caffè del mattino.

Porzioni: 6

Ingredienti

250 gr di farina di frumento integrale
15 gr di chiodi di garofano macinati
25 gr di cannella in polvere
20 gr di bicarbonato di sodio
2,5 gr di sale
45 gr di farina di semi di lino
360 gr d'acqua calda

20 gr di estratto di vaniglia
450 gr di *brown sugar* pressato
6 carote grattugiate

Preparazione

Preriscaldare il forno a 175° e ungere una teglia 9x13.

Sbattere la farina con la cannella, i chiodi di garofano macinati, il bicarbonato di sodio e il sale.

Versare dell'acqua calda in una ciotola e aggiungervi la farina di lino; mescolare fino a che non si addensa leggermente.

Aggiungere mescolando la vaniglia e il *brown sugar*fino aquando lo zucchero non si scioglie.

Aggiungere mescolando le carote.

Unire la miscela liquida alla miscela secca e mescolare fino a ottenere un composto omogeneo, quindi versare nella teglia.

Cuocere per 30 minuti, quindi lasciare raffreddare per 10 minuti.

Servire.

Muffin alle mele

Servi dei muffin alle mele al mattino per iniziare la giornata con il piede giusto.

Porzioni: 6

Ingredienti

110 gr di zucchero bianco
220 gr di *brown sugar*
20 gr di bicarbonato di sodio
320 gr di farina 0
5 gr di lievito in polvere

10 gr di sale

10 gr di cannella in polvere

2 mele tritate

2 carote grattugiate

50 gr di olio vegetale

300 gr di salsa di mele

30 gr di sostituto dell'uovo

Preparazione

Preriscaldare il forno a 190°C; ungere una teglia per muffin.

In una ciotola grande, mescolare insieme i due tipi di zucchero, il bicarbonato, il lievito, la farina, il sale e la cannella.

Aggiungere mescolandole mele e le carote fino a ottenere un composto omogeneo.

In una ciotola piccola, frullare il sostituto dell'uovo con l'olio e la salsa di mele, quindi aggiungere mescolandonella miscela di ingredienti secchi.

Riempire con la pastella la teglia per muffin.

Cuocere per 20 minuti, quindi lasciare raffreddare per 5 minuti.

Servire.

Pancake di farina di mais

Prova qualsiasi tipo di frutta in questofacile impastoper pancake!

Porzioni: 4

Ingredienti

120 gr di acqua
240 gr di latte di soia

- 60 gr di farina di mais
- 120 gr di farina integrale per dolci
- 5 gr di lievito in polvere
- 1 gr di sale
- 2,5 gr di bicarbonato di sodio
- 10 gr di olio vegetale
- 250 gr di mirtilli freschi

Preparazione

In una ciotola piccola, mescolare l'acqua e il latte di soia.

In una ciotolagrande, unire la farina di mais con la farina, il bicarbonato, il lievito e il sale.

Mescolare la miscela di soia nella miscela secca fino a ottenere un composto omogeneo.

Aggiungere i mirtilli e lasciar riposare per 5 minuti.

In una padella, a fuoco medio, versaredell'olio vegetale e 60 gr di impasto per pancake.

Cuocere fino a quando non compaiono delle bollicine in superficie, quindi capovolgere e cuocere dall'altro lato fino a che non si colora.

Servire.

Pane alla zucca

Spalma su questo pane del burro di mele per una colazione facile e deliziosa.

Porzioni: 4

Ingredienti

90 gr di acqua
20 gr di farina di semi di lino

330 gr di zucchero

125 gr di salsa di mele

250 gr di purea di zucca in scatola

40 gr di farina integrale per dolci

160 gr di di farina 0

5 gr di cannella in polvere

5 gr di bicarbonato di sodio

2,5 gr di lievito in polvere

3,75 gr di sale

1,75 gr di chiodi di garofano

2,5 gr di noce moscata

Preparazione

Preriscaldare il forno a 175° e ungere una padella.

In una ciotola grande, sbattere l'acqua con la farina di semi di lino, quindi aggiungere mescolandola salsa di mele, la zucca e lo zucchero.

In una ciotola a parte, mescolare insieme le due farine, la cannella, il bicarbonato, il lievito, il sale, i chiodi di garofano e la noce moscata.

Aggiungere la miscela di farina alla miscela di zucca e mescolare fino a ottenere un composto omogeneo.

Versare nella teglia.

Cuocere per 70 minuti.

Lasciare raffreddare per 10 minuti.

Servire.

Biscotti di frumento

I sani biscotti vegani non sono solo un sogno!

Porzioni: 8

Ingredienti

125 gr di farina 0
120 gr di farina integrale
5 gr di sale
15 gr di lievito in polvere
180 gr di latte di soia
50 gr di olio di canola

Preparazione

Preriscaldare il forno a 230°.

In una ciotola grande, setacciare insieme le farine, il sale e il lievito.

In una ciotola piccola, unire latte e olio di soia.

Versare la miscela liquida negli ingredienti secchi e mescolare fino a ottenere un composto omogeneo.

Versare su una teglia da forno.

Infornare per 10 minuti.

Servire.

Muffin alla crusca

Questi muffin sono densi e saporiti, sembrano uscire da una pasticceria!

Porzioni: 6

Ingredienti

150 gr di farina 0
100 gr di fiocchi di crusca
5 gr di cannella in polvere
70 gr di *brown sugar*
15 gr di lievito in polvere

50 gr di margarina fusa

300 gr di succo di mela

1 mela sbucciata e fatta a pezzi

5 gr di estratto di vaniglia

Preparazione

Preriscaldare il forno a 190° e ungere una teglia per muffin.

In una ciotolagrande mischiare la farina con i fiocchi di crusca, la cannella, il *brown sugar* e il lievito.

Aggiungere mescolando la margarina, il succo di mela, la vaniglia e la mela.

Con un cucchiaio, versare il composto nella teglia per muffin.

Cuocere per 30 minuti, quindi lasciare raffreddare per 5 minuti.

Servire.

Capitolo 4 –Oatmeal e porridge

Oatmeal,porridge e altre colazioni simili possono diventare vegane senza problemi: assaggiauna scodella calda (o fredda!) di quello che preferisci!

Oatmeal alla carruba e banana

Il sapore del cioccolato e le banane si sposano sempre benissimo e questa ricetta non fa eccezione!

Porzioni: 1

Ingredienti

30 gr di fiocchi d'avena
240 gr di latte di mandorle
30 gr di semi di chia
15 gr di polvere di carruba
13 gr di estratto di vaniglia

un pizzico di sale

1 banana tritata

30 gr di noci tritate

sciroppo d'acero a piacere

Preparazione

In una ciotola grande, mescolare insieme la polvere di carruba, i fiocchi d'avena, le noci, il sale e i semi di chia.

Aggiungere il latte e la vaniglia agli ingredienti secchi e frullare fino a ottenere un composto omogeneo.

Aggiungere la banana mescolando.

Mettere in frigo, coperto, per almeno un'ora o tutta la notte.

Mescolare e servire con sciroppo d'acero.

Oatmeal alla torta di zucca

Questa ricetta è perfetta per trovare conforto in una fredda giornata d'inverno a ridosso delle vacanze.

Porzioni: 1

Ingredienti

30 gr di fiocchi d'avena
6 gr di estratto di vaniglia
250 gr di latte di mandorla
250 gr di purea di zucca
un pizzico di sale
15 gr di semi di chia
1,25 gr di zenzero
2,5 gr di cannella
un pizzico di noce moscata
15 gr di sciroppo d'acero
15 gr di noci pecan tritate

Preparazione

Far bollire i fiocchi d'avena e 240 gr di latte di mandorle in una pentola a fuoco medio.

Abbassare il fuoco e far sobbollire per 6 minuti, mescolando spesso per addensare.

Aggiungere mescolando le spezie e la vaniglia e cuocere per altri 6 minuti.

Servire con noci pecan, sciroppo d'acero e il restante latte di mandorle.

Porridge di grano saraceno

Porta in tavolaquesta ricetta fredda condita con tanta frutta fresca per un rinfrescante pasto mattutino!

Porzioni: 4

Ingredienti

250 gr di grano saraceno grezzo

30 gr di semi di chia

360 gr di latte di mandorla

un pizzico di sale

60 gr di dolcificante liquido

5 gr di cannella

5 gr di estratto di vaniglia

condimenti a scelta (perfetta la frutta fresca a fette)

Preparazione

Immergere le semole in 4 tazze d'acqua per un'ora o per tutta la notte, quindi risciacquare in un colino.

Versare le semole in un frullatore e aggiungere il latte di mandorle, la vaniglia e la chia.

Frullare ad alta velocità fino a ottenere un composto omogeneo.

Aggiungere il dolcificante e la cannella, quindi continuare a frullare fino a ottenere nuovamente un composto omogeneo.

Servire in bicchieri da parfait o coppette con condimenti a scelta.

Irish oatmeal

Se ti piace l'oatmealsemplice o se stai cercando la base per un oatmeal vegano sano e facile da preparare in anticipo, prova questa ricetta!

Porzioni: 4

Ingredienti

480 gr di latte di mandorla
480 gr d'acqua
2 banane schiacciate

85 gr di fiocchi d'avena tagliata in acciaio crudi

un pizzico di sale

5 gr di cannella in polvere

10 gr di estratto di vaniglia

15 gr di lino macinato

15 gr di semi di chia

Preparazione

Far bollire l'acqua e il latte di mandorle a fuoco medio in una pentola.

Aggiungere mescolando l'avena e il sale, quindi ridurre il calore al minimo.

Aggiungerele banane schiacciate, il lino e la chia, sempre mescolando.

Cuoceresenza coperchio a fuoco basso per 25 minuti, mescolando un paio di volte in tutto.

Togliere dal fuoco e aggiungere mescolando cannella e vaniglia.

Servire caldo, o lasciar raffreddare a temperatura ambiente prima di riporlo in un contenitore ermetico per riscaldarlo in seguito.

Oatmeal di patate dolci in casseruola

A colazione, le casseruole sono nutrienti e non apportano troppe calorie. Questa ricettaè perfetta da questo punto di vista.

Porzioni: 4

Ingredienti

480 gr di latte di soia

40 gr di fiocchi d'avena

1 patata dolce sbucciata e fatta a pezzi

15 gr di semi di chia

1 banana matura

5 gr di estratto di vaniglia

30 gr di sciroppo d'acero

5 gr di cannella in polvere

un pizzico di noce moscata

1,25 gr di sale

30 gr di margarina

80 gr di noci pecan a pezzi

55 gr di *brown sugar*

30 gr di farina

Preparazione

Preriscaldare il forno a 175°.

Far bollire l'acqua in una pentola di medie dimensioni a fuoco medio.

Aggiungere la patata dolce e far bollire per 5 minuti, quindi scolare.

Con una frusta, mescolare l'avena, i semi di chia e il latte nella pentola e portare a ebollizione.

Abbassare la fiamma e cuocere per 6 minuti, mescolando spesso per far addensare.

Schiacciare la patata dolce e la banana e aggiungere alla miscela.

Aggiungere mescolandolo sciroppo d'acero, la noce moscata, la cannella e il sale.

Far cuocere per 2 minuti.

Mescolare le noci pecan con la farina, la margarina e il *brown sugar* fino a quando non diventano scure.

Stenderel'oatmealsu una teglia e condire con la miscela di noci pecan.

Infornare per 20 minuti.

Accendere il grill e cuocere per 2 minuti.

Servire ben caldo.

Granola facile

La granola non è esattamente un oatmeal o un porridge, ma questa ricetta merita di essere inserita tra questi!

Porzioni: 4

Ingredienti

75 gr di mandorle tritate
170 gr di fiocchi d'avena
100 gr di miglio crudo
15 gr di semi di chia
30 gr di lino macinato
55 gr di *brown sugar*

2,5 gr di cannella

2,5 gr di sale

60 gr di sciroppo di riso integrale

30 gr di salsa di mele

5 gr di estratto di vaniglia

2,5 gr di estratto di mandorle

45 gr di burro di mandorle con acero e cannella

Preparazione

Preriscaldare il forno a 160°; ricoprire una teglia con carta da forno.

In una ciotola grande, unire i fiocchi d'avena, le mandorle, il miglio, il lino, la chia, il *brown sugar*, il sale e la cannella.

In una ciotola a parte, mescolare insieme la salsa di mele, lo sciroppo e il burro di mandorle.

Scaldare nel microonde gli ingredienti liquidi per 1 minuto.

Aggiungere mescolando gli estratti.

Aggiungere il composto liquido a quello secco e mescolare.

Versare la miscela sulla teglia.

Infornare per 25 minuti; mescolare a metà cottura.

Lasciare raffreddare per 15 minuti.

Servire.

Oatmeal alle mele

Questa semplice colazione è perfetta per quelle mattine in cui hai bisogno di una piccola spinta prima di andare al lavoro.

Porzioni: 1

Ingredienti

30 gr di fiocchi d'avena
5 gr di cannella in polvere
15 gr di semi di chia
300 grdi latte di mandorla
5 gr di zenzero in polvere
un pizzico di sale
25 gr di sciroppo d'acero
2,5 gr di estratto di vaniglia
125 gr di salsa di mele non zuccherata
30 gr di noci tritate

Preparazione

In una pentola a fuoco medio, mescolare la mela con l'avena, i semi di chia, la salsa di mele, il latte di mandorle, la cannella, lo sciroppo d'acero, lo zenzero e il sale e amalgamare in modo omogeneo.

Cuocere per 8 minuti, mescolando fino a che il composto non si addensa.

Aggiungere la vaniglia continuando a mescolare.

Versare nel piatto, ricoprire con le noci tritate e servire.

Capitolo 5 - Conclusione

Quando avrai finito di leggere questo libro, avrai a portata di mano tante ricette da provare per una deliziosa colazione vegana.Sperimentale tutte! Sono molto semplici e gustose e niente affatto costose. Non importa a che punto ti trovi nel tuo percorsoper diventare vegano: che sia un neofita o segua una dieta vegana da lungo tempo, in questo libro troverai certamente tantissime ricette dasperimentare per preparare ottimi piatti. Scegli la tua preferita e inizia a cucinare!

Parte 2

Introduzione

Il vegano indulgente è un libro di ricette per dessert creato per mostrare quanto sia creativo un vegano quando si tratta di dolci. Se segui una dieta a base vegetale o conosci qualcuno che lo fa, ti sembra a volte difficile trovare le ricette per un dessert memorabile? Questo libro è stato scritto usando fantastici ingredienti vegani, per mostrarti quanto facilmente si possano ottenere sapori sublimi quando si assembla un dessert a base vegetale. Tifarà domandare come mai i dessert vegani possono essere considerati sani o difficili. Le diete vegane sono qui per rimanere; hanno dimostrato di essere migliori per la nostra salute, per l'ambiente e per il nostro futuro. Ma questo significa che devi rifiutare un budino dopo il tuo pasto principale perché non c'è niente di particolarmente stimolante, o niente di disponibile !? Non piace a tutti avere questo strano trattamento di tanto in tanto?

Mangiare fuori, intrattenersi e semplicemente essere un po' indulgenti sono attività che piacciono a tutti, indipendentemente dalla dieta che stiamo seguendo. Con i vegani in aumento, anche se non lo sei tu stesso, non passerà molto tempo prima di conoscerne qualcuno. Intrattenere un vegano sarà molto meno scoraggiante con queste ricette a portata di mano e non sarà necessario offrire di nuovo i dessert "vegani" e "non vegani".

L'indulgenza può essere vissuta in tutte le diete ei vegani non fanno eccezione. Con alcune fantastiche descrizioni di ricette e metodi semplici per ogni ricetta, continua a leggere e lasciati ispirare perriempire la ciotola di un vegano!

Desserts caldi e confortevoli

Pane caramellato e budino al burro marrone

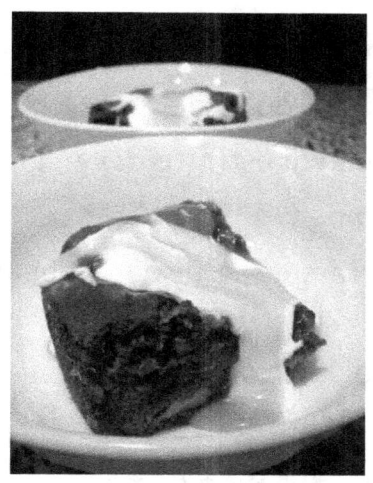

Una buona pagnotta vegana può essere difficile da trovare, quindi qualunque cosa tu faccia, se ne hai una e non la usi abbastanza, prima che diventi stantia, concediti questo dolce! Crea il fondente in anticipo e fai un doppio batch se ti senti come se avessi bisogno di un po'di caramello per un giorno di festa un'altra volta.

Dosi per: 6

Tempo di preparazione: 25 minuti, più l'ammollo e il raffreddamento

Tempo di cottura: 45 minuti

ingredienti

Per il caramello

- 1 tazza di sciroppo d'acero
- 1 cucchiaio di estratto di vaniglia

Per il budino

- 9-10 fette spesse di pane vegano (più è stantio, meglio è)
- 3 tazze di latte di mandorle
- 2 cucchiai di crema di soia
- 5 cucchiai di amido di mais
- ½ tazza di burro vegano
- 1 cucchiaio di zucchero di canna scuro
- ½ tazza di zucchero di canna chiaro
- 1 cucchiaio di estratto di vaniglia
- 1 cucchiaino di cannella

Istruzioni

Per fare il dolce, riscalda lo sciroppo d'acero in una casseruola dal fondo pesante finché il termometro dello zucchero non raggiunge 110° C/235° f. Mescolare di tanto in tanto. Togliere dal fuoco e senza mescolare, lasciare che la temperatura si riduca a 80° C/175° F. Quindi iniziare a mescolare energicamente, battendo bene per circa 5-10 minuti. Il mix diventerà più cremoso. Aggiungere l'estratto di vaniglia. Versare in una piccola teglia e lasciar raffreddare. Tagliare a pezzi piccoli, pronti all'uso per il budino. Puoi preparare questa parte di budino fino a 2 settimane prima.

Per fare il budino, ungere un piatto medio resistente al forno o una casseruola poco profonda. Spezza i pezzi di pane. Ammorbidire leggermente il burro e aggiungere lo zucchero di canna scuro. Imburrare i pezzi di pane con il burro. Posare nel piatto, cospargere i pezzetti di caramello tra le fette, come vuoi. Conservane un po' per dopo.

In una casseruola, metti il latte, la panna, la vaniglia e la cannella fino a cottura. Aggiungere ½ tazza d'acqua all'amido di mais in una ciotola separata e mescolare fino a lisciatura. Aggiungere al latte bollente e mescolare costantemente fino ad addensamento. Versare la crema pasticcera sul pane e il caramello. Lasciare in ammollo a temperatura ambiente per 30-45 minuti, quindi cospargere il restante caramello sopra.

In un forno preriscaldato, cuocere il budino a 180 ° C / 350 ° F / gas 4 per 45 minuti fino a cottura, rigonfiamento e caramellizzazione sulla parte superiore. Servire in piatti di budino con un vortice di cocco o crema di soia per un vero abbraccio in una ciotola!

Budino al riso al caramello e noci

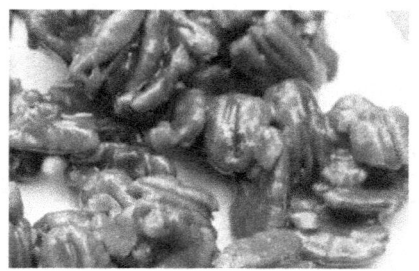

Nei mesi più freddi, un grande budino di riso è una vera bestia dopo una giornata umida e buia. Il solito latte è stato sostituito dal latte di mandorle per questo dessert vegano, ma se lo desideri puoi usare una varietà diversa di latte. Per rendere il tutto un po'più lussuoso, sono stati aggiunti alcuni extra. Trova delle eleganti ciotole o piatti e avrai un comfort cremoso adatto a un re o una regina.

***Dosi per:** 6*

***Tempo di preparazione:** 15 minuti*

***Tempo di cottura:** 50-60 minuti*

Ingredienti

- 4 tazze di latte di mandorle (versione non zuccherata)
- 1 tazza di riso Arborio o altro riso bianco a grana corta.
- 1 cucchiaino di estratto di vaniglia
- ½ tazza di zucchero di canna chiaro
- 3 cucchiai di soia "monodose" o 1 cucchiaio di crema vegana per caffè
- 1 tazza di datteri tagliati
- 1 cucchiaio di sciroppo d'acero
- ½ tazza di acqua
- 1 tazza di noci

Istruzioni

Versare il latte in una casseruola e aggiungere l'estratto di vaniglia. Mescolare il riso e lo zucchero e portarlo a ebollizione. Lasciare cuocere lentamente, senza coperchio per 30-40 minuti, mescolando spesso per evitare che si attacchi o bruci.

Nel frattempo, in una padella, tostare le noci e lasciarle da parte.

Mettere i datteri, l'acqua e lo sciroppo d'acero in una piccola casseruola e portare a ebollizione. Cuocere per 15-20 minuti fino a quando i datteri e l'acqua sono sciropposi e spessi. Rimuovi dal fuoco. Prendi un frullatore a mano e mescola il composto finché non è liscio e ben combinato.

Aggiungere lo zucchero e la panna al riso e continuare a mescolare spesso per altri 15-20 minuti fino a quando il latte non è assorbito e il budino di riso è molto denso e cremoso.

Dividi il budino tra 8 belle ciotole. Guarnire ciascuno con un po'di salsa al dattero/caramello e girare delicatamente la parte superiore di ogni budino di riso. Cospargere le noci tostate e gustare caldo.

Mela scomposta

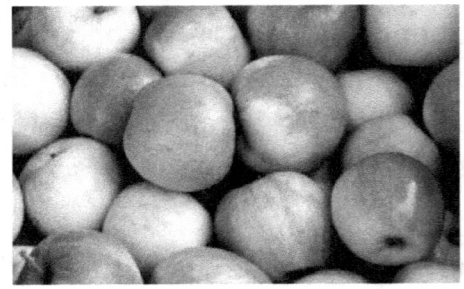

Questo è uno sciropposo dessert al limone e alle mele che è meraviglioso servito con una crema di mandorle fatta in casa. Potresti usare le mele in questa ricetta, ma potresti voler regolare leggermente lo zucchero. Questo è un delizioso dessert di mele speziate per tutte le diete.

Dosi per: 6

Tempo di preparazione: 20 minuti

Tempo di cottura: 30 minuti

Ingredienti

- 2 tazze di farina autoadescante
- 1 cucchiaino di lievito per dolci
- ¼ di tazza di burro vegano

- 2/3 tazza di latte di mandorla
- 3 mele da cucina medie
- 1 cucchiaio di zucchero di canna chiaro
- ½ cucchiaino di spezie miste
- 1 cucchiaino di cannella
- ½ cucchiaino di noce moscata

Per lo sciroppo di limone

- 2 limoni
- 2 cucchiai di sciroppo d'acero
- 1 cucchiaio di burro vegano
- zucchero semolato a ½ tazza
- ¾ tazza d'acqua

Istruzioni

Togliere la buccia dal limone e spremere il succo in una casseruola. Aggiungere lo sciroppo d'acero, il burro, lo zucchero e l'acqua nella padella e scaldare delicatamente con la scorza di limone. Mescolare di tanto in tanto fino a quando lo zucchero non si è sciolto. Mettere da parte.

In una ciotola, strofinare il burro vegano nella farina e nel lievito fino a renderlo simile alle briciole di pane. Mescolare nel latte (o quanto è necessario per fare una pasta ferma). Arrotolare l'impasto in una forma spessa 8 "quadrata, ¼". Usa della farina extra se necessario.

Sbucciare e cuocere le mele e affettare sottilmente. In una ciotola, mescolare la mela con le spezie e lo zucchero. Spargere sopra la pasta e poi arrotolare. Tagliare il rotolo con un coltello affilato in fette e poi disporre in una casseruola imburrata. Rimuovere la scorza di limone dallo sciroppo e versare sopra la parte superiore dei rotoli nel piatto.

Cuocere in forno preriscaldato a 375 ° F per 30 minuti finché non è dorato e ben cotto.

Servire con un gelato alla vaniglia a base di soia o crema di mandorle.

Marmellata cotta RolyPoly

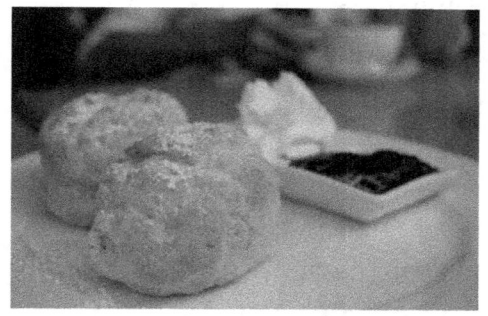

Ok, questo potrebbe non essere un dolce per tutti i giorni, infatti, è solo per una strana occasione. Con l'aggiunta della sugna vegetale, questo dolce è sicuramente un "budino" e può portare alla sensazione di essere stato davvero coccolato.

Dosi per: 6

Tempo di preparazione: 10 minuti

Tempo di cottura: 30-35 minuti

Ingredienti

- 2 tazze di farina autoadescante
- Pizzico di sale
- 1 tazza di strutto vegetale

- 8 cucchiai d'acqua
- 5 cucchiai di marmellata - scegli una buona qualità tra i tuoi gusti preferiti
- Latte di mandorle per glassare
- Zucchero semolato per glassa
- 2 cucchiai di scaglie di mandorle

Istruzioni

Mescolare la farina, il sale e la sugna insieme e poi mescolare nell'acqua. Usare tutto il necessario per creare un impasto morbido. Stendere su una superficie infarinata in un rettangolo di circa 8"x 12" di dimensione.

Riscaldare la marmellata per creare una consistenza più morbida. Distribuire sull'impasto lasciando un bordo da ½ "intorno all'esterno. Spennellare il bordo con il latte di mandorla. Arrotolare e sigillare i bordi premendo con forza su di essi. Spennellare con il latte e cospargere lo zucchero semolato e le mandorle a scaglie.

Cuocere il rotolo su una teglia unta in forno preriscaldato a 200° C/400° F/gas 6, per 30-35 minuti fino a quando diventa dorato e gonfio. Servire con una crema di cocco o latte di mandorle.

Gnocchi allo sciroppo

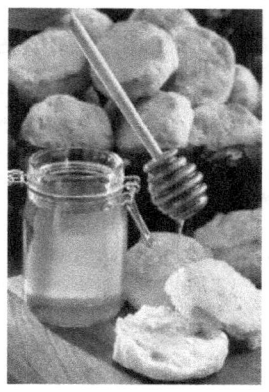

Se hai mai avuto un giorno in cui ti sentiviinfreddolito, bagnato, arrabbiato, o semplicemente un po' ansioso, uno gnocco allo sciroppo, cotto in un latte dolce, servito con il miglior gelato non caseario che riesci a trovare, potrebbe darti un sorriso prima di andare a letto.

Meglio ancora, portalo a letto con un buon libro e dimentica il giorno passato!

Ingredienti

- 2 tazze di farina autoadescante
- pizzico di sale
- ¼ tazza di burro vegano
- circa 3 cucchiai di acqua fredda
- 4 cucchiai di sciroppo d'oro, riscaldato
- circa 300 ml di latte di cocco, mandorle o avena
- 2 cucchiai di sciroppo d'acero
- 1 cucchiaio di zucchero di cocco

Istruzioni

Mescolare il sale e la farina insieme e strofinare nel burro vegano fino a quando non assomiglia a briciole di pane. Mescolare nell'acqua fredda (o abbastanza per fare un impasto) e stendere l'impasto in un lungo rettangolo. Spazzolare lo sciroppo d'oro e arrotolare come un rotolo svizzero. Mettere in una casseruola imburrata.

Mescolare lo sciroppo d'acero con il latte e versare sopra l'impasto, abbastanza per arrivare a metà dei lati del budino. Cospargere con lo zucchero di cocco.

Cuocere in forno preriscaldato a 200° C/400° F/gas 6 per 30-35 minuti fino a quando non è gonfio e dorato. Servire con un buon gelato non caseario.

Torte alla ciliegia e alla nocciola

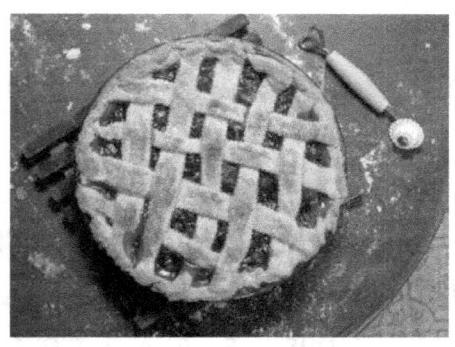

C'è un tempo per usare una lattina di ripieno di torta di ciliegie, e questo è quanto. Un centro dolce e fruttato, racchiuso in una burrosa pasta al burro e nocciole tostate è una vera delizia. Potresti quasi essere perdonato se aggiungi una generosa porzione di crema di cocco nella ricetta successiva.

Dosi per: *6*

Tempo di preparazione: *10 minuti*

Tempo di cottura: *35-40 minuti*

Ingredienti

- 2 fogli di pasta sfoglia vegana
- 1 confezione di torta di ciliegie
- 1 tazza di nocciole tritate
- 2 cucchiai di qualsiasi zucchero che ti piace
- 2 cucchiai di latte di soia, mandorle o riso

Istruzioni

Tostare le nocciole in una piccola padella e mettere da parte.

Stendi i fogli di pasta sfoglia e trova un piatto che ti consenta di tagliare 6 piccoli dischi da ogni foglio.

Disporre gli 8 cerchi di pasta e utilizzare il ripieno di ciliegie per riempire una metà di ogni cerchio. Usando il latte, spazzola intorno all'intero cerchio e poi piega la pasta a metà, per formare un semicerchio. Usando una forchetta, sigilla i bordi, facendo un bel disegno. Spennellare la parte superiore di ogni tortino con il latte. Cospargere con lo zucchero e le nocciole tostate, premendo un po'per attaccare nella glassa.

Mettere su una teglia oleata o foderata e cuocere in forno preriscaldato a 180° C/350° F/gas 4 per 30-35 minuti fino a quando non è gonfio e dorato.

Servire 2 piccole torte a persona, aggiungendo un po'di gelato senza latte con nocciole tostate extra se lo si desidera.

Budino di ananas tropicale e crema di cocco

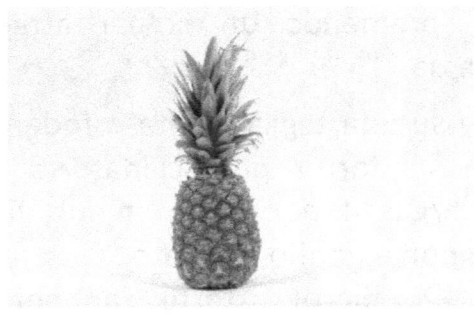

Un budino rivestito di ananas e caramello con una crema cremosa calda versata sopra potrebbe essere un vero toccasana quando si tratta di aver bisogno di un delizioso dessert! Questo è il riscaldamento e il riempimento e si combinerebbe bene con un piatto principale più leggero! Aggiungi alcuni fiocchi di cocco tostati se vuoi, per un po' di croccantezza.

Dosi per: 6

Tempo di preparazione: 10 minuti

Tempo di cottura: 30 minuti

Ingredienti

- 4 cucchiai di burro vegano
- 4 cucchiai di zucchero marrone scuro
- 1 lattina grande (16 once) di anelli di ananas in succo (non sciroppo)
- 10 ciliegie glassate
- 300 g di farina
- 1 tazza di zucchero semolato
- 1 ½ cucchiaino di lievito per dolci
- ½ tazza di succo d'ananas dalla scatola
- ½ tazza di olio d'oliva o olio di colza
- ¾ tazza di riso, latte di soia o mandorle
- 1 cucchiaio di estratto di vaniglia

Crema di cocco

- 1 x 13,5 once di latte di cocco intero grasso
- 1/3 di zucchero semolato
- 1/3 tazza di amido di mais
- 1 cucchiaio di estratto di vaniglia

Istruzioni

Mescolare il burro vegano con lo zucchero di canna scuro e distribuirlo sul fondo di un piatto soufflé o in una casseruola profonda (che è stata unta). Posizionare gli anelli di ananas su tutto il fondo del piatto e riempire i fori con le ciliegie glassate. Tagliare le ciliegie a metà, se necessario, distribuire uniformemente.

Battere insieme la farina, lo zucchero semolato, il lievito, il succo d'ananas, il latte e l'olio fino a ottenere una pastella liscia. Distribuire sulla parte superiore dell'ananas e delle ciliegie e riporre in forno preriscaldato a 180° C/350° F/gas 4 per 30-35 minuti. Quando è lievitato e leggermente colorato, togliere dal forno e lasciare raffreddare un po'.

In una piccola salsa, scaldare il latte di cocco e l'estratto di vaniglia. Prepara 3 cucchiai del latte da mescolare con l'amido di mais per fare una pasta densa. Quando il latte bolle, aggiungi lo zucchero e mescola finché non si scioglie. Mescolare la pasta e frullare velocemente per 4-5 minuti fino a quando la crema pasticcera inizia ad addensarsi.

Per servire, unire il budino e invertirlo, in modo da poter vedere sopra l'ananas e le ciliegie. Dividere la crema pasticcera sopra i dessert e servire immediatamente.

Dolci al cioccolato indulgenti

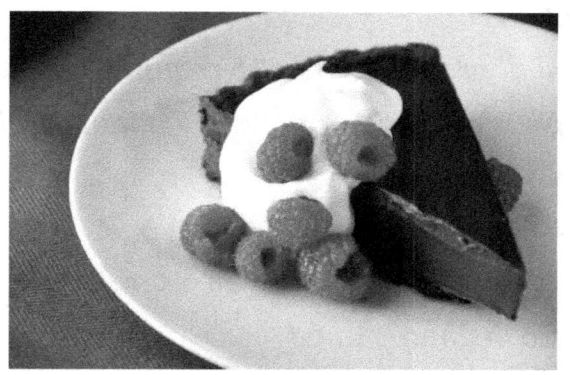

Crostata al cioccolato e lamponi

I lamponi e il cioccolato fondente e amaro sono una combinazione meravigliosa. Questa crostata può davvero essere glassata fino a diventare un ottimo dessert per la cena con qualche aggiunta di frutta fresca, zucchero e stoviglie eleganti. Usa una tortiera rettangolare o una rotonda per creare forme diverse da servire. La salsa al lampone taglia bene la dolcezza di questo dolce e crea un ottimo piatto bilanciato.

***Dosi per:** 6*

***Tempi di preparazione:** 15 minuti*

***Tempo di cottura:** 15 minuti più raffreddamento*

Ingredienti

- biscotti digestivi vegani da 5 once
- burro vegano 3 once
- 2,5 once zucchero marrone chiaro
- ½ tazza di crema di cocco da una lattina
- 5 once di cioccolato fondente
- 1 cucchiaio di sciroppo d'acero
- 1 tazza di lamponi

Salsa

- 1 tazza di lamponi
- 1 cucchiaio di zucchero a velo

Istruzioni

In un robot da cucina o in un sacchetto di plastica, schiaccia i biscotti digestivi. In una casseruola, sciogli il burro vegano e lo zucchero di canna insieme finché lo zucchero non si è sciolto. Mescola le briciole di biscotti fino a quando non sono amalgamati.

Premi su una crostata a fondo libero (circa 8 pollici), che è stata unta. Metti in frigo fino ad indurimento.

Per preparare il ripieno, riscalda la crema di cocco in una casseruola. Aggiungi lo sciroppo d'acero e il cioccolato e scaldalo delicatamente fino a quando non si scioglie e si combina bene. Lascia raffreddare fino a raggiungere la temperatura ambiente.

Rimuovi la base della torta dal frigo. Cospargi i lamponi sulla base della torta e poi versa il composto di cioccolato. Raffredda in frigo.

Per preparare la salsa, metti i lamponi e lo zucchero a velo in un robot da cucina o frullatore e mescola fino a purea. Passa questa salsa attraverso un setaccio fine e conserva in frigorifero fino al momento di servire.

Per placcare, taglia a pezzi. Servi con lamponi freschi, foglie di menta e una spolverata di zucchero a velo o polvere di cacao.

Tortino al cioccolato con salsa di cioccolato

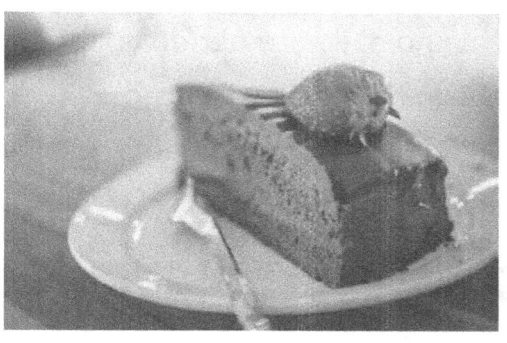

Una spugna morbida, ma allo stesso tempo umida e leggera è una vera delizia e questa ricetta è infallibile. Realizzato con acqua di mare (acqua di ceci) e olio di cocco, sarà difficile dire che questa spugna è prodotta senza l'agente legante di un uovo.

Servire freddo o caldo, è un dolce delizioso per ogni occasione.

Dosi per: *8*

Tempi di preparazione: *15 minuti*

Tempo di cottura: *30 minuti*

Ingredienti

- 1 lattina da 8 once di acqua di ceci
- ¾ tazza di zucchero a velo
- 1 cucchiaino di lievito per dolci
- 1 cucchiaio di polvere di cacao
- 1 tazza di farina autoadescante
- 1 cucchiaio d'olio di cocco
- ½ tazza di latte di mandorla

Salsa

- 4 once di cioccolato fondente
- ¼ tazza di latte di cocco o di mandorle
- 1 cucchiaio di burro di mandorle

Istruzioni

Sbatti l'acqua di ceci con lo zucchero a velo fino a renderla bianca e spumosa. Incorpora la farina, il lievito e la polvere di cacao. Mescola delicatamente l'olio di cocco e il latte nella pastella e versa in una tortiera da 7".

Metti in forno preriscaldato a 350° F per 30 minuti, fino a quando non è cotto.

Lascia raffreddare nella latta e rimuovi in una gratella.

Fai la salsa mettendo i tre ingredienti in una piccola casseruola e sciogli delicatamente insieme. Lascia raffreddare e addensare, quindi versa sopra la teglia raffreddata sullo scaffale. Disponi con cura su un piatto da portata e gusta.

Torta al cioccolato in pozzanghera

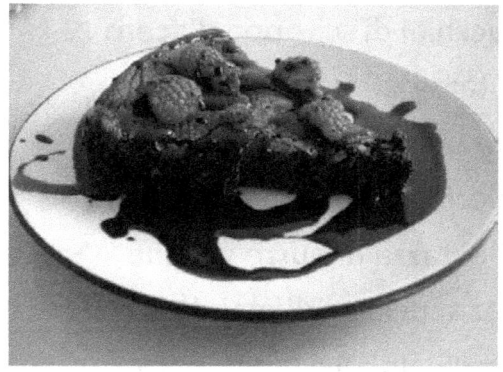

Questo è un budino tradizionale che sembra piuttosto strano come va nel forno. Può sembrare un po'strano versare acqua bollente sopra la parte superiore, ma quando cuoce si trasforma in un budino sciolto, appiccicoso, al cioccolato, caldo e glorioso. Shh ... non c'è bisogno di dire se è senza latticini!

Dosi per: *6 persone affamate*

Tempi di preparazione: *10 minuti*

Tempo di cottura: *45 minuti*

Ingredienti

- 1 tazza di farina
- 2 cucchiaini di lievito in polvere
- 3 cucchiai di sciroppo d'acero
- 1 ¼ tazze di zucchero
- ½ tazza di polvere di cacao
- 1 cucchiaino di estratto di vaniglia
- 1/3 di tazza di burro vegano
- ½ tazza di latte di mandorla
- 2 cucchiaini di caffè in polvere
- 1 cucchiaino di polvere di cacao, extra
- 1 ¼ tazze di acqua bollente

Istruzioni

Mescola la farina, il lievito, il cacao in polvere e lo zucchero bianco insieme. Sciogli il burro vegano e sbatti la farina con lo sciroppo d'acero, il latte e l'estratto di vaniglia. Metti la pastella in una casseruola unta.

Mescola l'acqua bollente con la polvere di cacao e caffè. Versa sopra la parte superiore del budino.

Cuoci in forno preriscaldato a 350° F per 40-45 minuti fino a quando non è croccante sulla parte superiore. Servi con un gelato alla vaniglia non caseario.

Budino al cioccolato caldo

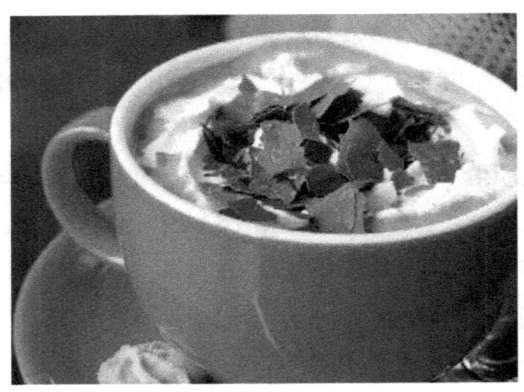

Questa è pura indulgenza per quando non vuoi condividere un budino e vuoi il tutto per te! Ne fa una porzione più grande di quella giusta, quindi sentiti libero di lasciare il resto in frigo e mangiarlo freddo il giorno dopo!

Dosi per: 2-3

Tempi di preparazione: 5 minuti

Tempo di cottura: 6 minuti (microonde, o più a lungo sul fornello)

Ingredienti
- 1/3 di tazza di semolino

- 1 cucchiaio di polvere di cacao
- 2/3 tazze di latte di cocco alle mandorle
- 1 cucchiaino di vaniglia extra
- 1oz di zucchero bianco
- Crema di soia – opzionale

Istruzioni

Mescola la polvere di cacao con il semolino. Versa una piccola quantità di latte sopra il semolino e mescola per formare una pasta. Incorpora gradualmente il resto del latte. Incorpora l'estratto di vaniglia e mettilo in una ciotola per microonde. Riscalda completamente per 4 minuti e quindi mescola bene.

Cuociper altri 2 minuti e incorpora lo zucchero. Lascia riposare per altri 2 minuti. Aggiungi un po'di latte o crema di soia, se vuoi, per rendere la consistenza che ti piace. È anche possibile mescolare questo in una casseruola sul fornello per 15-20 minuti fino a cottura.

Versa nelle tazze da caffè e gustare davanti al fuoco. In alternativa, versa subito una tazza fuori per mangiare e riponi altre due porzioni in stampini nel frigorifero: si trasformeranno in una consistenza simile a una crema pasticcera e sono deliziose fredde.

Brownie al cioccolato

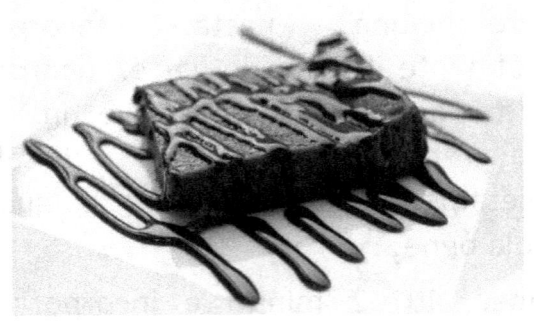

Una buona ricetta infallibile per un biscotto al cioccolato è una cosa davvero speciale. Questa ricetta particolare è appiccicosa e morbida, (senza latticini ovviamente) e come dovrebbe essere un biscotto.

Il brownie è così versatile, potresti:

- mangiarlo direttamente dal forno,
- abbellire tagliando cerchi eleganti, aggiungere una salsa e una crema da latte per un dessert per una cena,
- sminuzzare e servire con sorbetti surgelati e gelati senza latte per un gelato,
- cuocere in regalo,
- tagliare le briciole e usare per fare un gelato al brownie.

E la lista continua!

Dosi: *9 Porzioni*

Tempi di preparazione: *5 minuti*

Tempo di cottura: *35 minuti*

Ingredienti

- ½ tazza di farina
- ½ tazza di polvere di cacao
- ½ gocce di cioccolato vegano
- 1 cucchiaino di lievito per dolci
- 1 cucchiaio d'estratto di vaniglia
- Sciroppo d'acero in tazza da ½ tazza
- ½ tazza di salsa di mele non zuccherata
- ½ tazza di zucchero di canna chiaro

- 2 cucchiai di semi di lino + 6 cucchiai di acqua calda
- 1 tazza e ½ tazza di burro di mandorle

Istruzioni

Mescola i semi di lino con l'acqua e metti da parte fino a che non sia denso.

Mescola il resto degli ingredienti e aggiungi i semi di lino.

Versal'impasto in una teglia unta (9"x 9") e riponi in forno preriscaldato a 180 ° C / 350 ° F / gas 4 per circa 30 minuti fino a quando la parte superiore è incrostata e i bordi si restringono. Lascialo raffreddare nella scatola e dividilo in 9 pezzi.

La migliore Mousse al cioccolato

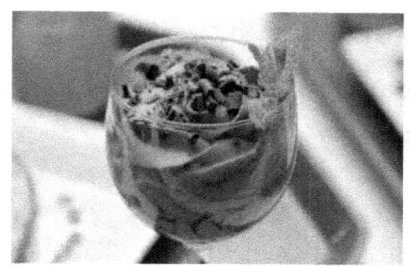

Leggero, arioso, soffice e senza uova? È questa magia? Questo dessert è pura eleganza e se servito in bicchieri piuttosto grandi, può essere un ottimo dessert per la cena. Servire con frutta fresca e una spruzzata di crema al cocco e se ti senti un po'sfacciato, mescola un po' della tua bevanda preferita alla miscela prima di abbuffarti.

Se servi ai bambini, trova delle tazze colorate, una selezione di dolci e un budino per le feste di compleanno che tutti ameranno.

Dosi per: *4*

Tempi di preparazione: *15 minuti, più raffreddamento*

Ingredienti

- 1 lattina di acqua di ceci
- Cioccolato fondente vegano da 3,5 once
- 2 cucchiai di zucchero a velo

Istruzioni

Metti l'acqua di ceci in una ciotola pulita e sbatti fino a farlo schiumare come un albume. Continua così com'è, diventa davvero bianco! Sopra una padella di acqua bollente, sciogli il cioccolato. Aggiungi una piccola quantità all'acqua di ceci montata e piega delicatamente. Aggiungi gradualmente il resto e piega lo zucchero a velo, facendo attenzione a non far uscire eccessivamente l'aria.

Dividi tra 4 bicchieri e raffredda per almeno 2-3 ore.

Pane alla banana e cioccolato

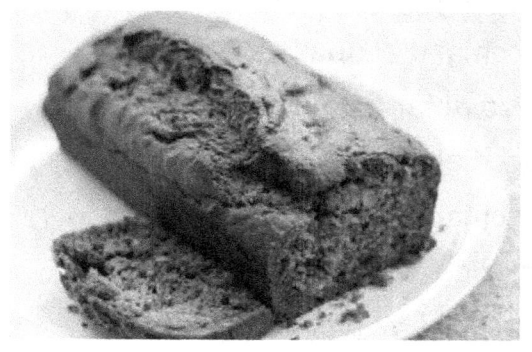

Le banane mature sono la mano della natura nel creare dolcezza non raffinata e qualità eccellenti. Tieni questo avvolto e durerà per una buona settimana, diventando più umido di giorno in giorno. Servi affettato con una quenelle di gelato non caseario, salsa di cioccolato e noci tostate se desideri ottenere questo per gli ospiti.

Dosi per: 8

Tempi di preparazione: 10 minuti

Tempo di cottura: 1 ora

Ingredienti

- 3 banane mature
- 1 cucchiaio di semi di lino
- 3 cucchiai d'acqua
- 1 tazza di farina autoadescante
- 1 cucchiaino di lievito per dolci
- 2 cucchiai di polvere di cacao
- un pizzico di sale
- 1/3 tazza di olio di cocco fuso
- ½ tazza di zucchero di canna chiaro
- 4 once di gocce di cioccolato vegano

Istruzioni

Mescola i semi di lino con l'acqua e lascia da parte per 15 minuti. Mescola tutti gli ingredienti insieme, compresa la pasta di semi di lino.

Disponi in una latta da forno da 1 litro.

Cuoci in forno preriscaldato a 180° C /350° F per 55-60 minuti. Copri se necessario, per evitare che la pagnotta si bruci prima di cuocere al centro. Utilizza uno spiedino per controllare se è cotto.

Raffredda nella lattina e rimuovi. Taglia e mangia!

Nel Mood per le torte

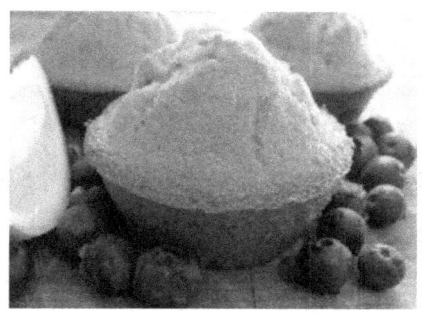

Tortino al mirtillo e limone

Questo dessert si complimenta con qualsiasi portata principale. A seconda della stagione, potresti cambiare i mirtilli per eventuali altre bacche o frutti che potresti avere a portata di mano, compresi quelli congelati. Questo potrebbe essere servito da solo, con un gelato di soia congelato, o con la ricetta di crema di cocco, o anche con la ricetta Budino all'ananas tropicale.

Dosi per: *8*

Tempi di preparazione: *10 minuti*

Tempo di cottura: *40 minuti*

Ingredienti

- ¾ tazza di zucchero semolato
- 2 tazze di farina autoadescante
- ½ cucchiaino di bicarbonato di sodio
- ½ cucchiaino di lievito per dolci
- 1 tazza di latte di mandorla, latte di soia o latte di riso
- ½ tazza di olio d'oliva o olio di colza
- 1 cucchiaino di essenza di vaniglia
- 1 limone, succo e buccia
- 1 tazza di mirtilli (o altra bacca) + un extra per servire

Glassa

- 1 limone, succo e buccia
- 1 tazza di zucchero a velo

- 1 cucchiaio di latte di mandorla, latte di soia o latte di riso

Istruzioni

Mescola insieme gli ingredienti secchi. Crea un buco al centro e versa l'olio, il latte, la vaniglia, il succo di limone e la scorza di limone. Mescola bene e poi ripiega le bacche.

Versa il composto in una teglia quadrata foderata. Metti in forno preriscaldato a 180° C / 350 ° F / per 30-35 minuti, fino a lievitazione e leggera doratura. Togli dal forno e lascia raffreddare.

Mescola il limone, lo zucchero e il latte a sufficienza per fare una glassa densa, quindi condiscilo sulla torta raffreddata, lasciandola scorrere sui lati.

Servi da solo, o con bacche extra, soia o gelato al cocco, o una crema di cocco per una serata più fredda.

Panetti alla ciliegia e crema

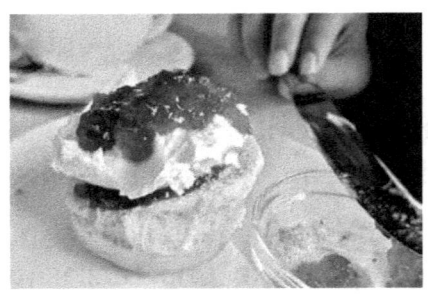

Una classica ricetta per il tè pomeridiano che potrebbe essere facilmente aggiunta alla fine di una cena con una presentazione raffinata. La crema coagulata qui è la fedele crema montata al cocco e con l'aggiunta dell'estratto di vaniglia, ha un delizioso sapore confortante che si presta così bene ad una focaccina!

Dosi per: 8

Tempi di preparazione: 15 minuti

Tempi di cottura: 20 minuti

Ingredienti

- 3 ¼ tazze di farina
- 1/3 tazza di zucchero semolato
- ¼ tazza di burro vegano
- Pizzico di sale
- ½ tazza di latte di mandorla, come richiesto

Marmellata di ribes nero

- 1 scatola da 8 once di latte di cocco intero
- 2 cucchiaini di zucchero a velo
- 1 cucchiaino di estratto di vaniglia
- Zucchero a velo

Istruzioni

Metti la farina e il burro in una ciotola e strofina il burro nella farina fino a farlo assomigliare alle briciole di pane. Mescola lo zucchero e il sale.

Versa abbastanza latte di mandorle per fare un impasto morbido. Srotola velocemente, cercando di non maneggiare troppo l'impasto, fino a uno spessore di circa 1 ½ ". Utilizzando un tagliapasta, fai

8-10 cerchi e posizionaili su una teglia foderata.

Cuoci in forno preriscaldato a 200° C / 375° F per 20-25 minuti fino a doratura e lievitazione. Raffredda brevemente.

Rimuovi la crema densa dalla parte superiore del latte di cocco e frulla fino a quando diventa denso. Mescola lo zucchero a velo e la vaniglia.

Taglia le focaccine a metà, panna e marmellata, e servi immediatamente. Cospargi con più zucchero a velo. Sono meglio serviti il giorno in cui sono fatti. Puoi riscaldarli nel forno il giorno seguente se vuoi, o congelarli molto bene.

Torta spumosa alla crema e fragole

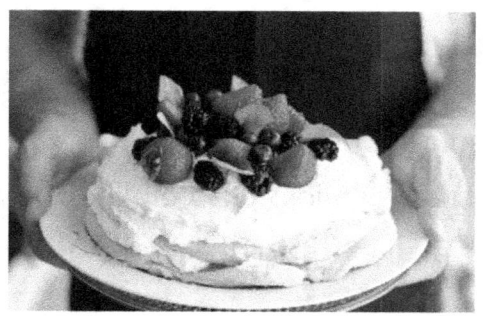

Una torta spumosa alla vaniglia, piena di frutta, marmellata e crema? È possibile per un dessert vegano? Non solo come dessert, questo potrebbe essere servito con un meraviglioso tè pomeridiano, ma è anche ottimo per essere servito dopo un pasto estivo. Le bacche rosse e il ripieno cremoso sembrano così attraentida voler solo infilare la forchetta da dessert!

Dosi per: *8*

Tempi di preparazione: *20 minuti*

Tempo di cottura: *30 minuti*

Ingredienti
- 3 ½ tazze di farina
- 1 tazza e mezza di zucchero semolato
- 2 cucchiaini di lievito in polvere
- 1 2/3 tazze di latte di mandorla, riso o latte di soia
- 2/3 di tazza di olio d'oliva o olio di colza
- 2 cucchiai di estratto di vaniglia

Farcitura
- ½ tazza di marmellata di fragole
- 1 tazza di fragole fresche
- Burro vegano
- ½ tazza di acconciatura vegetale
- ½ tazza di burro vegano
- 6 tazze di zucchero a velo
- 2 cucchiai latte di mandorla/riso o di soia
- 1 cucchiaio di estratto di vaniglia

O panna montata al cocco
- Crema di cocco (presa dalla parte superiore di una scatola fredda di latte di cocco)
- 2 cucchiaini di zucchero a velo

Istruzioni

Per fare la spuma, sbatti l'olio, lo zucchero, la farina, il lievito, il latte e l'estratto di vaniglia e sbatti fino a che liscio.

Ungi 2 barattoli di torta da 8 pollici. Dividi la miscela tra due lattine e cuoci in forno preriscaldato a 180° C/350° F per circa 18-20 minuti. Quando aumenta di volume ed è dorato leggermente, togli dal forno e lascia raffreddare un po'prima di rimuovere il tutto dalla latta. Lascia raffreddare completamente su una gratella.

Se si utilizza la crema al burro, sbatti il burro con lo zucchero a velo e l'estratto di vaniglia, aggiungendo abbastanza latte per ottenere una glassa morbida, cremosa e liscia.

Se si utilizza il latte di cocco, togli la panna e mescola con lo zucchero a velo fino a che non sia denso.

Per assemblare, prendi una spugna e capovolgila su un piatto da portata. Spargi la marmellata sulla base. Affetta le fragole e copri con la marmellata. Spolvera con zucchero in polvere extra e qualche altra fragola fresca se vuoi.Conserva in frigorifero.

Torta al limone e mandorle

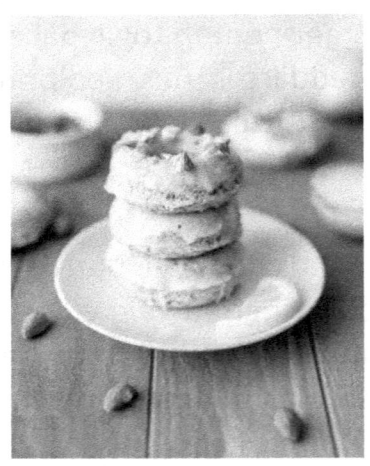

Il limone ha un sapore rinfrescante ed edificante da aggiungere alla fine di un pasto e può essere una buona scelta per coloro che sono un po'meno pazzi per il cioccolato! La cagliata al limone fatta qui può essere utilizzata anche per una varietà di altri dolci/torte. Che ne dici di fare semplicemente della pasta di mandorle e di usare la cagliata al limone come ripieno per creare delle crostate al limone? Spalmare su cracker, biscotti o farli roteare attraverso un semplice gelato o uno yogurt ghiacciato.

***Dosi per:** 8*

***Tempi di preparazione:** 30 minuti + raffreddamento*

***Tempo di cottura:** 30 minuti*

Ingredienti

- 1 tazza e mezza di zucchero semolato
- 2 cucchiaini di lievito in polvere
- 1 1/2 tazze di latte di mandorla, riso o latte di soia
- 2/3 di tazza di olio d'oliva o olio di colza
- 2 limoni

Cagliata di limone

- 2 limoni
- ½ tazza d'acqua
- 1 tazza e mezza di zucchero semolato
- ¾ tazza di amido di mais

- ½ cucchiaino di sale marino
- ¼ di tazza di soia o crema di cocco
- 2 cucchiai di burro vegano ammorbidito
- 1 tazza di mandorle tritate tostate
- 2 cucchiai di crema di cocco presa dalla cima di una lattina fredda di latte di cocco
- 2 cucchiaini di zucchero a velo
- Zucchero in polvere extra da servire

Istruzioni

Per fare la cagliata di limone, succo e la scorza dei limoni. Aggiungi il succo, l'acqua e lo zucchero in una ciotola e frulla molto bene. Aggiungi l'amido di mais a poco a poco, per evitare la formazione di grumi. Versa in una piccola casseruola e scalda la pasta e mescola bene. Aggiungi la scorza di limone e continua a cuocere a fuoco basso per 5-6 minuti fino a ottenere un giallo più scuro e sembrare più lucido. Mescola il burro vegano e cocco o crema di soia. Lascia raffreddare, mescolando di tanto in tanto.

Per fare la torta, succo e la scorza di entrambi i limoni. Batti insieme tutti gli ingredienti, ma riserva la metà del succo di limone.

Dividi tra 2 teglie da forno. Cuoci in forno preriscaldato a 180° C/350° F per circa 20 minuti. Arrivata a doratura, togli dal forno e raffredda un po'nei barattoli. Sali su una gratella per raffreddare completamente.

Monta la crema e lo zucchero di cocco insieme.

Mescola il succo di limone con 1 cucchiaio di zucchero a velo per formare una pasta.

Distribuisci la cagliata di limone raffreddata e addensata sulla base di una delle torte. Guarnisci la parte superiore con cucchiai di crema al cocco. Cospargi con metà delle mandorle tostate. Copri con l'altro strato di spuma e cospargi con la glassa al limone. Cospargi il resto delle mandorle tostate e conserva in frigorifero fino al momento di servire.

Barrette alla mela e al mou

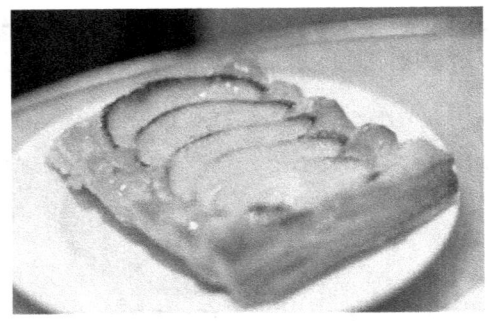

Il caramello, la cannella, le mele e l'avena sono così confortanti in una notte fredda. Il sugo al caramello fatto qui è altrettanto buono da solo, con un gelato, o servito stillicidio con yogurt di soia e muesli croccante fatto in casa.

Dosi per: *12 pezzi*

Tempi di preparazione: *20 minuti*

Tempo di cottura: *45 minuti*

Ingredienti

Salsa al caramello

- 1 ½ tazze di zucchero di canna
- ½ tazza di zucchero semolato

- 3 cucchiai di sciroppo di riso integrale (o utilizzare altri sciroppi che potresti avere)
- 4 cucchiai di burro vegano
- 2 cucchiai di crema di soia
- 1 cucchiaio d'estratto di vaniglia
- 3 cucchiai di farina semplice

Per le barrette

- 2 tazze di farina semplice
- 1 ½ tazza di zucchero di canna
- 1 ¾ tazze diporridge di avena
- 3 cucchiai d'avena
- 1 cucchiaio d'olio d'oliva
- 1 cucchiaino di cannella in polvere
- 1 cucchiaino di bicarbonato di sodio
- 1 tazza 1/3 di burro vegano
- 3 mele
- 3 cucchiai di noci
- 3 cucchiai di scaglie di mandorle

Istruzioni

Prepara la salsa al caramello scaldando insieme gli zuccheri e lo sciroppo in una piccola casseruola. Mescola costantemente a fuoco molto basso, facendo attenzione a non bruciarlo. Quando lo zucchero si è sciolto e si dispone di uno sciroppo denso e liscio, aggiungi il burro, la panna e l'estratto di vaniglia. Metti da parte per raffreddare.

Per fare le barrette, mescola insieme la farina, lo zucchero, l'avena, la cannella e il bicarbonato di sodio. Aggiungi il burro vegano e mescola bene. Prendi 2/3 del mix e premi sul fondo di una piccola teglia, (circa 13 "x 9"). Metti in forno preriscaldato a 180° C / 350° F e cuoci per 10-12 minuti.

Mentre si cuoce la base, sbuccia e cuoci le mele. Taglia a pezzi sottili. Quando la base viene rimossa dal forno, distribuiscila uniformemente sopra la parte superiore.

Aggiungi 3 cucchiai di farina per la salsa al caramello e mescola fino a quando è ben amalgamato. Spargi la salsa al caramello in modo uniforme su tutte le mele e la base.

Con il restante mix di base, aggiungi l'avena, le noci tritate, le mandorle e l'olio. Mescola e schiaccia per formare una

consistenza spessa e cospargi sopra la base, caramello e mele.
Rimetti in forno per altri 25-30 minuti fino a che non diventa croccante e caramellato. Servi con un gelato o una crema pasticcera priva di latticini se ti senti ancora più indulgente!

Brownies di ceci e mandorle

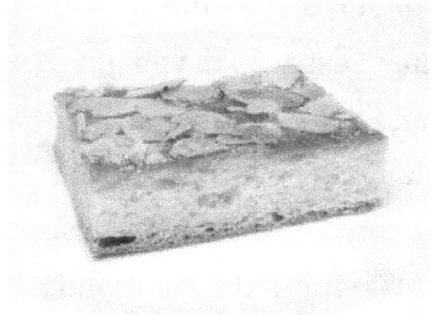

Potresti aver visto brownies fatti con fagioli neri? Bene, è il turno dei ceci ora, e questa è una ricetta per coloro che vogliono un dolce delizioso. Servilo con un gelato e una salsa al caramello o al cioccolato. Sarà incredibilmente buono!

Preparati a mangiarlo caldo direttamente dal forno, perché è davvero delizioso!

Dosi per:*9 fette*

Tempo di preparazione: *5 minuti*

Tempo d cottura: *20 minuti*

Ingredienti

- 1 scatola di ceci da 8 once (conservare l'acqua per altre ricette!)
- ½ tazza di sciroppo d'acero
- ½ tazza di burro di mandorle
- 2 cucchiai di essenza di vaniglia
- 1 cucchiaio di mandorle macinate
- ½ cucchiaino di lievito per dolci
- ½ cucchiaino di bicarbonato di sodio
- 1 cucchiaio di latte di mandorle non zuccherate
- 2 cucchiai di pezzi di cioccolato fondente
- 2 cucchiai di scaglie di mandorle

Istruzioni

Metti tutti gli ingredienti, a parte i pezzetti di cioccolato e le mandorle in scaglie, in un robot da cucina e mescola finché i ceci non sono ben amalgamati. Mescola i pezzi di cioccolato e quindi premi in una piccola teglia (8x8"). Cospargile mandorle in scaglie e cuoci in forno preriscaldato a 200° C / 375° F per 18-20 minuti fino a doratura.
Raffredda nella lattina e taglia 9 fette.

Desserts da frigo

Gelato alla crema

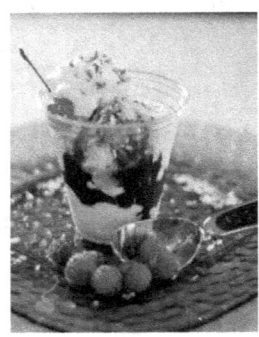

Il gelato è un processo piuttosto lungo quando si tratta di versioni da latte. I vegani hanno un vantaggio qui, perché è un gelato che si può fare in pochi minuti, con una varietà di sapori. Puoi usare la tua immaginazione per apportare modifiche che lo elevino ulteriormente, utilizzando diversi tipi di noci, burro, salse, marmellate e dolci.

Dosi per: *6*

Tempi di preparazione: *15 (più tempo di raffreddamento)*

Ingredienti

Per il gelato alla banana

- 4 banane congelate
- 1 cucchiaio di latte di mandorla
- 1 cucchiaio di sciroppo d'agave o sciroppo d'acero

Per il gelato al cioccolato

- 3 banane congelate
- 1 cucchiaio di latte di mandorla
- 1 cucchiaio di polvere di cacao
- 1 cucchiaio di sciroppo d'agave o sciroppo d'acero

Salsa al cioccolato

- 4 once di cioccolato fondente
- 2 cucchiai di crema di soia o crema di cocco
- 4 wafer per gelato
- 2 cucchiai di pezzi di cioccolato bianco vegano
- 2 cucchiai di biscotti digestivi schiacciati
- 6 ciliegie

Istruzioni

In un robot da cucina, unisci le 4 banane congelate, il latte e lo sciroppo. Quando cremoso, togli dalla ciotola e metti nel congelatore.

Quindi, aggiungi le 4 successive banane, sciroppo, latte e polvere di cacao e lavorale fino a renderle veramente lisce e cremose. Metti nel congelatore.

Sciogli il cioccolato fondente e mescola la crema di soia o la crema al cocco. Lascia in un luogo caldo.

Quando i gelati sono alla consistenza che ti piace, dividi i due sapori tra 6 bicchieri di gelato. Versa sopra la salsa di cioccolato, cospargi i pezzi di cioccolato e le briciole di biscotti. Guarnisci con una ciliegia su ciascun bicchiere.

Riso freddo al cocco e cioccolato

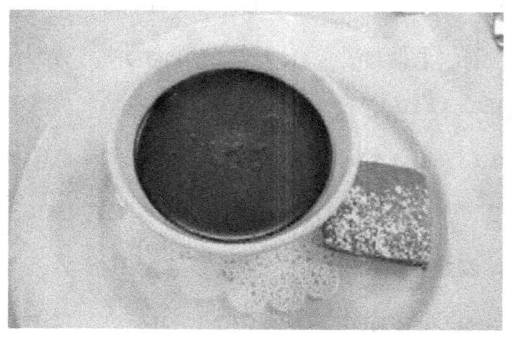

Questo budino di riso è stato trattato con un po' più di attenzione. Avrai bisogno di bicchieri da vino per renderlo più speciale e dovrai anche farlo in anticipo per assicurarti che sia ben freddo prima di versarcelo!

***Dosi per:** 6*

***Tempi di preparazione:** 15 minuti*

***Tempo di cottura:** 50-60 minuti (più tempo di raffreddamento)*

Ingredienti

- 4 ½ tazze di latte di cocco

- 1 tazza di riso al latte, riso Arborio o altro riso bianco a grana corta
- ½ tazza di zucchero di cocco
- 1 cucchiaino di sciroppo d'agave o sciroppo d'acero
- 1 cucchiaio di polvere di cacao crudo
- 1 scatola di crema al cocco, refrigerata
- 1 cucchiaino di zucchero a velo
- 4 cucchiaini di cioccolato fondente vegano
- 1 cucchiaino di olio di cocco

Istruzioni

Versa il latte di cocco e il budino di riso in una casseruola e porta a ebollizione. Fai bollire per 40-50 minuti, mescolando di tanto in tanto per evitare che si attacchi.

Quando il riso è quasi cotto, mescola lo zucchero, lo sciroppo e il cacao in polvere. Continua a cucinare. Nel frattempo, versa il latte di cocco acquoso nel budino di riso e metti la crema di cocco addensata e separata in una ciotola separata, riponi poi in frigorifero.

Quando il riso è cotto, lascialo raffreddare rapidamente e conservalo in frigorifero fino a quando non è freddo (almeno 3-4 ore)

Al momento di servire, sbatti il latte di cocco con lo zucchero a velo fino a renderlo denso e succulento. Sciogli 2 oz. di cioccolato in un forno a microonde o sopra una padella calda di acqua e mescola l'olio di cocco* e taglia il cioccolato in piccoli pezzi.

Dividi il budino di riso freddo tra 6 bicchieri da vino. Versa sopra la miscela di cioccolato fuso e olio di cocco. Guarnisci con un bel cucchiaio di crema di cocco in cima e cospargi sopra i pezzi di cioccolato.

Cioccolato di lusso in un bicchiere!

* quando sciogli la cioccolata nel microonde, fallo in brevi raffiche e mescola bene tra una sosta e l'altra. Ciò impedirà al cioccolato delle scottature. Se stai usando una pentola calda di acqua e una ciotola sopra la parte superiore per sciogliere il cioccolato, assicurati sempre che non ci siano spruzzi d'acqua nel

cioccolato in quanto ciò potrebbe diventare granuloso.

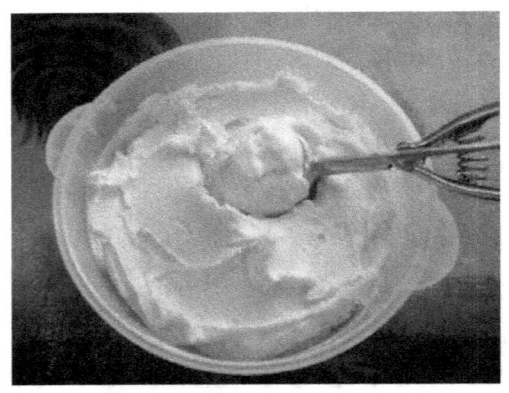

Gelato alla crema tropicale

Ancora una volta, la banana congelata apporta molti benefici a questo gelato vegano. A basso contenuto di grassi, privo di zucchero raffinato, base cremosa, prodotta in pochi minuti. Questa potrebbe essere una scelta abbastanza salutare per un dessert di metà settimana, e soprattutto gradita nei mesi estivi.

Dosi per: 4

Tempi di preparazione: 15 (più tempo di raffreddamento)

Ingredienti

- 4 banane congelate
- 1 tazza di pezzi di ananas congelati
- 1 cucchiaio di latte di mandorla
- 1 cucchiaio di sciroppo d'acero
- 2 cucchiai di chips di banana zuccherati
- 3 cucchiai di fiocchi di cocco

Istruzioni

In un robot da cucina, aggiungi le banane, l'ananas, il latte e lo sciroppo e mescola fino a renderlo morbido e cremoso. Servi immediatamente o congela per 20-30 minuti in più per una consistenza più solida.

Tosta i fiocchi di cocco e schiaccia le chips di banana.

Dividi il gelato in 4 ciotole da dessert di ispirazione tropicale (o un semplice stampo in rame se non lo fai). Guarnisci con i fiocchi di cocco e le patatine. Se ne hai uno, un ombrello da cocktail infilato in un pezzo di ananas su ogni porzione farà sembrare tutto super tropicale!

Torta fredda al biscotto

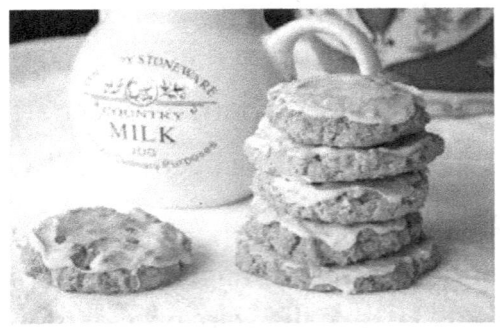

C'è qualcosa di piuttosto speciale in due biscotti avvolti da una grande quantità di gelato. Questa versione utilizza una ricetta per biscotti al cioccolato fondente, che puoi semplicemente cucinare e mangiare come regalo. La ricetta fa più del necessario, quindi tienili in un contenitore segreto da sgranocchiare quando nessuno ti guarda!

Dosi per: *4*

Tempo di preparazione: *20 minuti (+ tempo di raffreddamento)*

Tempo di cottura: *15 minuti*

Ingredienti

- 3 ½ tazze di farina semplice
- 2 cucchiaini di lievito in polvere
- 1 cucchiaino di bicarbonato di sodio
- 1 tazza di scaglie di cioccolato fondente
- 5 cucchiai di grasso vegetale
- 8 cucchiai di burro vegano
- ¾ tazza di zucchero di canna chiaro
- 1 tazza di zucchero semolato
- 1 cucchiaio di estratto di vaniglia
- 3 cucchiaini di semi di lino
- 3 cucchiai di acqua tiepida

Per il gelato

- 2 grandi banane congelate
- 1 cucchiaio di burro di arachidi, liscio

Riempimento

- 1 cucchiaio di burro di arachidi, liscio o croccante
- 1 cucchiaio di zucchero a velo

Istruzioni

In primo luogo, mescola i semi di lino con l'acqua e metti da parte. Unisci il grasso vegetale, il burro vegano e gli zuccheri fino a renderli lisci e cremosi. Sbatti l'estratto di vaniglia e il mix di semi di lino.

Mescola la farina, il lievito, il bicarbonato e le gocce di cioccolato.

Forma 10 stampi biscottati di dimensioni regolari su una teglia e mettili in un forno preriscaldato a 180° C / 350° F per 12-13 minuti fino a quando non saranno leggermente dorate. Lascia su una gratella per raffreddare.

Quando sei pronto per servire, sibila le banane, il latte e il burro di arachidi in un robot da cucina fino a che non diventa liscio. Usa 2 cucchiai per creare 4 palline. Metti nel congelatore.

Sciogli un po'il burro d'arachidi ripieno e sciogli lo zucchero a velo.

Per servire, metti il biscotto a testa in giù su ogni piatto. Distribuisci il composto di riempimento su ciascuno e quindi inserisci una palla di gelato. Schiaccia con un altro cookie e divertiti subito.

Latte freddo al cocco

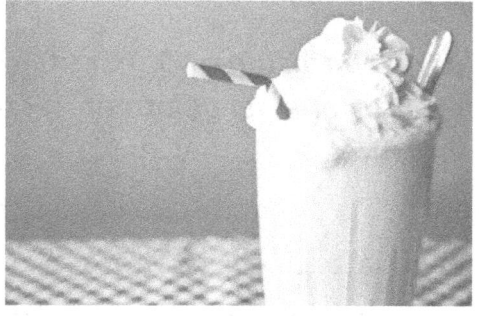

Sarebbe più facile se tu usassi un mixer per gelato per questa ricetta, ma potresti comunque ottenere un ottimo risultato senza. Quando i cristalli di ghiaccio si rompono correttamente, si ottiene un fantastico gelato rinfrescante e cremoso che è leggero e succulento.

Potresti servirlo in vari modi per renderlo di qualità. Usarlo come accompagnamento a una torta potrebbe essere facile da fare.

Ecco un suggerimento: se aggiungi una pallina di gelato in un piatto, metti un cucchiaino di briciole di biscotti o delle noci tritate finemente, per impedirgli di correre intorno al piatto mentre porta in tavola, inoltre sembra anche piuttosto professionale.

Dosi per: *4*

Tempi di preparazione: *5 minuti (+ 20 minutipreparazione del gelato or 2-3 ore di raffreddamento)*

Ingredienti

- 2 lattine di latte di cocco intero
- 1 tazza e mezza di zucchero semolato
- 1 cucchiaino di estratto di vaniglia

Istruzioni

Sbatti il latte di cocco, lo zucchero e la vaniglia fino a che non sono ben combinati, addensati e lisci.

Versain una macchina per gelato e mescola per 20-25 minuti fino a quando non è congelato. Se non si dispone di un gelatiere, versa semplicemente in un contenitore di plastica e congela per 2-3 ore, frantumando e rimandando al congelatore ogni 30 minuti.

Congela fino a quando non hai la consistenza richiesta. Se stai conservando questo nel congelatore, togli 15-20 minuti prima di servire.

Gelato al rum e uvetta

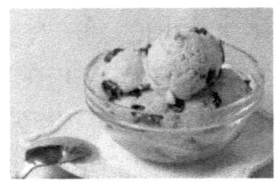

Questo è piuttosto un dessert elaborato con il suo rum e la sua uvetta in un gelato cremoso. Con una base di latte di cocco, il rum migliora il sapore e sarebbe un ottimo trattamento dopo cena, servito con un espresso versato sopra.

Dosi per: 4

Tempi di preparazione: 15 minuti + 20-25 minuti per fare il gelato o 2-3 ore di raffreddamento + 2 ore in ammollo

Ingredienti

- 1 tazza di uvetta
- 2 cucchiai di rum scuro
- 1 cucchiaio di sciroppo d'acero o sciroppo di dattero
- 2 lattine di latte di cocco intero

- 1 tazza di zucchero di cocco
- Pizzico di sale marino

Istruzioni

Versa il rum e lo sciroppo sopra l'uvetta e lascialo in ammollo per almeno 2 ore, mescolando di tanto in tanto.

Sbatti il latte di cocco, lo zucchero di cocco e il sale marino fino a quando non si addensa e liscia. Metti in freezer in un contenitore adatto per 2-3 ore, mescolando ogni 30 minuti o, versa in un gelatiere e agita per 20-25 minuti.

Quando il gelato è quasi congelato, togli metà dell'uvetta dal liquido e cospargila sul gelato. Usando un frullatore a immersione, mescola l'uvetta rimanente e il liquido fino a renderlo omogeneo. Mescola l'uvetta e la salsa liscia di rum, roteando delicatamente per produrre un effetto di marmo.

Servi immediatamente come un gelato morbido.

Fette fredde all'amaretto

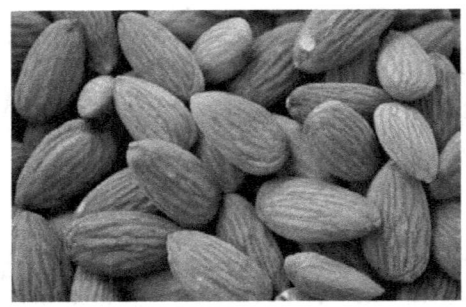

Questo è un altro dessert per adulti che si rivelerà molto popolare e non sarà mai considerato un dessert vegano! Usare i biscotti di mandorle fatti in casa, dà una consistenza meravigliosa a un gelato a base di mandorle e si scioglie meravigliosamente per creare tale eleganza su un piatto.

Dosi per: 6

Tempo di preparazione: 20 minuti + 2-3 ore di raffreddamento

Tempo di cottura: 20-25 minuti

Ingredienti

- biscotti alle mandorle
- 1 cucchiaio di semi di lino
- 3 cucchiaini di acqua calda
- ½ cucchiaino di estratto di mandorle
- 1 tazza e mezzo di mandorle tritate
- zucchero semolato a ½ tazza

Gelato all'amaretto

- 2 tazze di latte di mandorle
- Sciroppo d'acero in tazza da ½ tazza
- 1 cucchiaio. Amaretto (liquore di mandorle)
- 2 cucchiai di burro di mandorle liscio
- 2 cucchiai di mandorle in scaglie, più extra per servire

Istruzioni

Per preparare i biscotti, mescola i semi di lino con l'acqua e metti da parte. Mescola insieme le mandorle tritate e lo zucchero. Aggiungi l'acqua di semi di lino e l'estratto di mandorle e forma un impasto (aggiungi un po'più di acqua se necessario).

Avvolgi fino a 1/4 di pollice e taglia in rettangoli. Metti su una teglia e posiziona in forno preriscaldato a 180° C / 350° F per 20-25 minuti, fino a ottenere lacroccantezza. Togli dal forno e lascia raffreddare.

Per fare il gelato, sbatti insieme il latte, il burro, lo sciroppo, le mandorle tritate e l'amaretto. Metti in un contenitore adatto e congelatore per 2-3 ore, mescolando accuratamente ogni 30 minuti. Oppure, versa in un gelatiere e agita fino a quando diventa denso e congelato.

In un barattolo di pane, utilizza una pellicola trasparente per coprire il fondo, lasciando un sacco di sporgenze per avvolgere sopra la parte superiore, quando il barattolo è pieno.

Sul fondo della scatola, versa o tamponain uno strato di gelato. Copri con uno strato di biscotti alle mandorle e una spolverata di mandorle. Metti un altro strato di gelato sopra i biscotti e un altro strato di mandorle a scaglie. Ripeti gli strati fino a riempire il barattolo di pane. Copri con la pellicola trasparente e riponi in freezer per

2-3 ore, o durante la notte. Questo può essere fatto 2-3 settimane in anticipo.

Quando vuoi servire, mettilo in frigo per almeno 30 minuti prima.

Taglia a fette e servi con le mandorle tritate tostate cosparse e un bicchierino di amaretto extra.

Pannacotta allo zenzero e limone

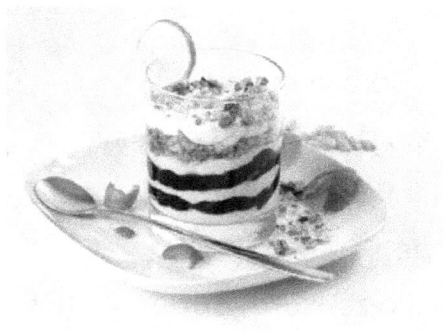

Questo è un dessert elegante, carino e leggero ed estremamente memorabile per terminare un pasto pesante. Il latte di cocco è intriso di questi delicati sapori che elevano questa pannacotta vegana ad un dessert davvero elegante.

Dosi per: *4*

Tempo di preparazione: *15 minuti + 3 ore di raffreddamento.*

Ingredienti

- 1 2/3 tazze di latte di cocco
- 1/3 di tazza di latte di riso
- 1 cucchiaio di sciroppo di zenzero (dal vasetto di gambo allo zenzero allo sciroppo)
- 1 palla di zenzero gambo (dallo stesso vaso)
- 1 limone, solo la scorza
- 1 cucchiaio di sciroppo di agave
- 2 cucchiaini di gelatina

Decorazione

- biscotti allo zenzero; opzionale (controlla la varietà vegana)
- 1 limone
- 1 tazza di zucchero bianco
- 1 cucchiaio zucchero semolato

Istruzioni

Per fare la pannacotta, scalda i latti insieme in una casseruola e porta a un leggero sobbollire. Metti l'agave e gli sciroppi allo zenzero e la scorza di lime nel latte. Taglia la palla allo zenzero in 4 pezzi e aggiungi anche al latte. Lascia cuocere a fuoco lento per 5-10 minuti fino a quando il sapore di limone e zenzero viene rilasciato.

Rimuovi dal fuoco. Estrai i pezzi di zenzero e metti da parte. Aggiungi la gelatina e frulla bene. Filtra la miscela attraverso un setaccio per creare una consistenza liscia e quindi dividi in 4 bicchieri o stampini. Conserva in frigo per 3 ore.

Nel frattempo, fai gli extra per servire con la pannacotta. Questo può essere fatto con 3 giorni di anticipo. Prepara una piccola ciotola di acqua ghiacciata. Con il limone, usa uno sbuccia limone e rimuovi le strisce lunghe della scorza. Metti in una piccola padella di acqua bollente per 1 minuto. Metti queste strisce direttamente nell'acqua ghiacciata perché questo aiuterà la scorza a mantenere il suo vivace colore verde.

Scalda 1 tazza d'acqua e 1 tazza di zucchero nella piccola casseruola fino a quando lo zucchero non si scioglie. Prendi la palla di zenzero gettata via e affetta in bastoncini superfini. Metti la scorza di limone e lo zenzero nell'acqua bollente e cuoci, mescolando di tanto in tanto per 5 minuti. Rimuovi lo zenzero e il limone e mettili su una gratella per raffreddare. Quando è freddo, rotola nello zucchero semolato. Conserva in un contenitore a tenuta d'aria fino al momento dell'uso.

Quando sono pronti per servire, posiziona i bicchieri di pannacotta sui piatti. Cospargi lo zenzero cristallizzato e la scorza di lime. Servi con un biscotto allo zenzero sul lato, se lo desideri.

Gelato alla crema tropicale

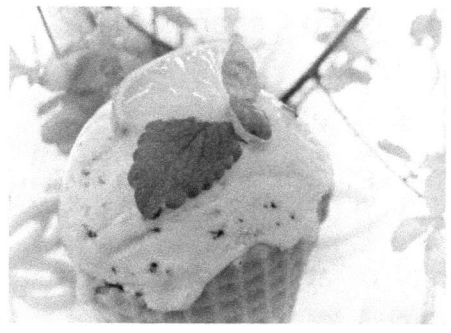

I seguenti 2 dessert sono a tema simile. Su una teglia, congela tutti i frutti che hai mango, ananas, litchi, kiwi, melone. Puoi anche aggiungere un paio di cucchiai di frutto della passione nel mix, per dare un tocco in più di dolce profondità. La tua immaginazione nel servire questo dolcepuò scatenarsi! Gusci di cocco? Una tazza di foglie di banana? Gusci di pompelmo, congelati, bicchieri da cocktail, persino una scultura di ghiaccio se ti senti davvero stravagante!

Dosi per: *6*

Tempo di preparazione: *10 minuti*

Ingredienti

- 2 ½ tazze di mix di frutta tropicale congelata, mango, ananas, kiwi, frutto della passione, ecc.
- ¼ tazza di latte di mandorla
- 3 cucchiai. sciroppo d'acero o sciroppo d'agave
- 3 cucchiai di aquafaba (l'acqua di una lattina di ceci)

Istruzioni

In un processore ad alta velocità o in un frullatore, posiziona tutti gli ingredienti e miscela. Potrebbe essere necessario fermarsi e raschiare il lato alcune volte. Continua a miscelare fino a quando la texture diventa leggera e soffice. Servi subito con qualche biscotto vegano croccante o wafer se ti piace.

Gelato alla crema e frutti rossi

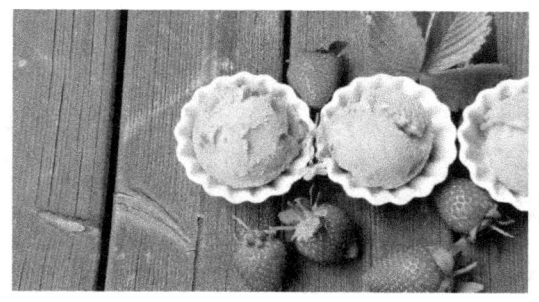

Questo dolce è un delizioso piatto di fine estate. Usa i tuoi frutti rossi congelati raccolti, come lamponi, ciliegie, ribes nero, fragole e more. Come la precedente ricetta, l'aquafaba rende questa super leggera, con una texture simile a una piuma. Servi immediatamente se possibile poiché una volta congelato, perde la consistenza "montata" un po'.

Servi con tutti i biscotti vegani che si possono avere.

***Dosi per:** 6*

***Tempo di preparazione:** 10 minuti*

Ingredienti

- 2 ½ tazze di frutti di bosco congelati
- ¼ tazza di latte di mandorla

- 3 cucchiai di sciroppo d'acero o sciroppo d'agave
- 3 cucchiai diaquafaba (l'acqua di una lattina di ceci)

Istruzioni

In un processore ad alta velocità o in un frullatore, posiziona tutti gli ingredienti e miscela. Potrebbe essere necessario fermarsi e raschiare il lato alcune volte. Continua a miscelare fino a quando la texture diventa leggera e soffice.

Un Etonmess confuso

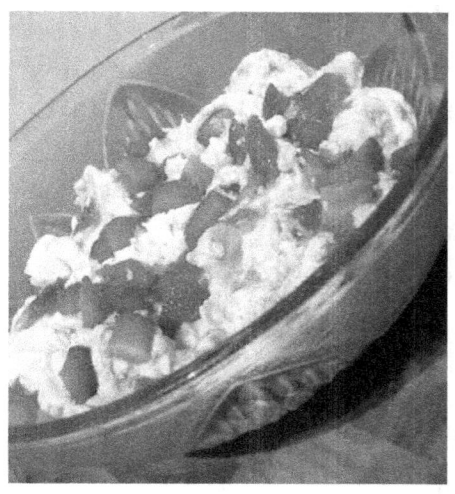

Questo è un dolce tradizionale che utilizza meringhe, fragole e panna. È facile da portare nel mondo dei vegani e con l'aggiunta del sapore di cocco aggiunge un tocco personale. Questo è stato fatto con mirtilli al posto delle fragole, ma è possibile aggiungere quello che ti piace.

Dosi per: *4*

Tempo di preparazione: *15 minuti, più raffreddamento*

Tempo di cottura: *2 ore*

Ingredienti

- 1 8 once di scatola di acqua di ceci (riserva i ceci per un'altra ricetta)
- ½ tazza di zucchero a velo
- 2 tazze di mirtilli
- 1 cucchiaio di zucchero bianco
- 1 scatola di latte di cocco, frigorifero freddo
- 1 cucchiaio di zucchero a velo

Istruzioni

In una ciotola pulita, frulla l'acqua di ceci fino a diventare bianca. Spargi lo zucchero a velo delicatamente nella tazza. Mettitenei pezzettini su una teglia foderata e inforna in forno caldo a 120 ° C / 250 ° F per 2 ore. NON aprire il forno durante questo periodo. Spegni il forno e lascialo lì fino a quando fa freddo. Puoi fare questo passaggio con 3-4 giorni di anticipo.

Prendi la crema densa di cocco dalla lattina e sbattila fino a renderla densa e cremosa con lo zucchero a velo (usa il latte di cocco acquoso per un frullato o altra ricetta). Lascia da parte. In una ciotola, schiaccia i mirtilli con lo zucchero bianco per iniziare a rilasciare parte del succo.

Al momento di servire, spezzetta le meringhe e aggiungile in una grande ciotola. Incorpora delicatamente la crema e i mirtilli, creando un effetto increspato. Dividi tra 4 bicchieri e servire.

Conclusione

Dal momento che la dieta vegana ha iniziato a conquistare il mondo, c'è stato l'atteggiamento secondo cui i loro dessert dovrebbero essere sani e funzionali e potrebbero anche avere la reputazione di essere un po'"noiosi" o "strani". Questo libro spera davvero di averti convertito alla comprensione che questo non è certo il caso!

Se hai scelto di seguire una dieta a base vegetale, questo non significa che hai rimosso il desiderio di goderti un piacere o un gustoso dessert fresco. Tuttavia, anche se questi dolci contengono zucchero molto meno raffinato rispetto a qualsiasi negozio portato con la replica, come con qualsiasi cosa, mangia con moderazione. L'atteggiamento migliore è quello di fare delle buone scelte su cosa mangiare regolarmente. Forse questi dessert saranno ancora più prelibati quando verranno conservati per occasioni speciali!

Vale la pena notare come questo libro conclude, che sia vegano o no, un dolce può essere gloriosamente gustoso, elegante e memorabile senza essere completamente carico di additivi, quantità ridicole di grassi, e zuccheri raffinati. Usa un po'di immaginazione, un po' di moderazione e un momento per goderti davvero i momenti in cui sei un po'... indulgente.

www.ingramcontent.com/pod-product-compliance
Lightning Source LLC
Chambersburg PA
CBHW071850070526
44583CB00016B/1617